SUR LE DIAGNOSTIC PRÉCOCE

DE LA

TUBERCULOSE PULMONAIRE

POITIERS. — IMPRIMERIE BLAIS ET ROY.

SUR LE DIAGNOSTIC PRÉCOCE

DE LA

TUBERCULOSE PULMONAIRE

PAR

Benjamin de SOUSA TEIXEIRA

MÉDECIN DE L'UNIVERSITÉ DE COIMBRA

Avant-Propos de M. Raphaël BLANCHARD

PROFESSEUR A LA FACULTÉ DE MÉDECINE DE PARIS

> Le malade, phtisique, convenablement soigné dès le début, guérit.
>
> HIPPOCRATES, T. VII.—Trad. de Littré, p. 77.

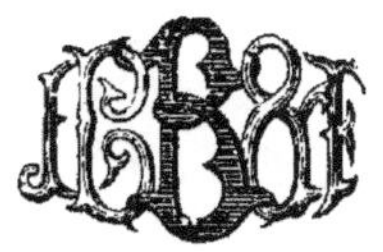

PARIS

LIBRAIRIE J.-B. BAILLIÈRE ET FILS

19, RUE HAUTEFEUILLE, 19

1907

A

SA MAJESTÉ LA REINE AMÉLIE

PRÉSIDENTE DE L'ŒUVRE

DE LA TUBERCULOSE HUMAINE

EN PORTUGAL

AVANT-PROPOS

—

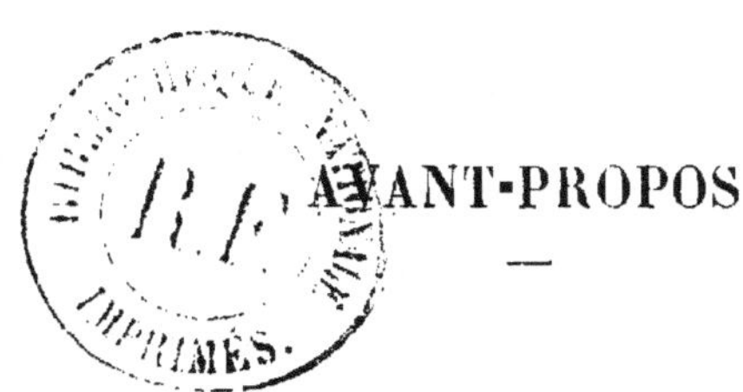

Malgré les admirables progrès accomplis dans ces dernières années, relativement à la cure et à la prophylaxie des maladies épidémiques les plus meurtrières, la tuberculose continue plus que jamais à décimer les populations. Nulle maladie infectieuse n'est plus dissimulée dans ses débuts, plus insidieuse; aucune ne cause des lésions organiques plus profondes et d'une restauration plus difficile. Des victimes qu'elle atteint, bien peu échappent à la mort, non sans avoir disséminé autour d'elles, en nombre immense, des germes morbides qui tôt ou tard faucheront d'autres existences. Quelle sinistre maladie et combien l'on se sent désarmé envers elle !

Et pourtant, cette terrible moissonneuse est évitable, par une rigoureuse hygiène. Et pourtant, elle est guérissable, quand on lutte à temps contre elle. Le combat, qu'il s'agit de mener avec vigueur et persévérance, ne peut être efficacement entrepris qu'autant que cette affection meurtrière aura été diagnostiquée d'une façon certaine : plus le diagnostic sera précoce, et plus il sera facile de commencer la lutte avec chances de succès. Or, les éléments d'un diagnostic précoce sont-ils déterminés avec toute la précision désirable?

Telle est l'importante question que s'est posée M. le Dr B. de Sousa Teixeira, médecin du Dispensaire de la

Reine Amélie, à Lisbonne; il est en contact journalier avec des centaines de malades, dont un bon nombre sont atteints de tuberculose au début. Chez les uns, le diagnostic est confirmé, mais l'on hésite encore pour les autres : sur quels signes indubitables asseoir une certitude?

Au point de vue curatif, tout autant qu'au point de vue prophylactique, la question que se pose l'auteur est donc des plus graves. Elevé à la forte école clinique de la Faculté de Paris, formé par les maîtres les plus éminents des Facultés portugaises, instruit par un long séjour dans les colonies d'Afrique, M. le Dr de Sousa Teixeira la discute pas à pas avec une science digne d'éloges et un remarquable esprit d'observation et de critique.

J'avouerai pourtant que, à mon sens, il ne fait pas une part suffisante aux notions tirées de la Bactériologie. L'épreuve de la tuberculine, qui est d'une admirable précision chez le bétail, aurait mérité d'être indiquée et discutée plus amplement : elle n'a pas encore donné de résultats positifs dans l'espèce humaine, je le sais, et c'est sans doute pour cette raison qu'elle est passée sous silence. Il n'en est pas moins vrai que, du jour où l'on pourra l'appliquer méthodiquement à l'Homme, elle fera faire un grand pas au problème du diagnostic précoce de la phtisie.

R. BLANCHARD,

Professeur à la Faculté de Médecine de **Paris**,
Membre de l'Académie de Médecine.

28 Novembre 1906.

LE DIAGNOSTIC PRÉCOCE

DE LA

TUBERCULOSE PULMONAIRE

INTRODUCTION

—

Il n'y a peut-être pas, en pathologie, de sujet plus important, plus intéressant, en général, que celui de la tuberculose; il y en a très peu, aussi, qui soient plus inextricables et plus complexes.

Ceux qui ont suivi attentivement cette campagne antituberculeuse, entreprise partout, dans le monde civilisé, et qui en ont envisagé les résultats d'une manière sereine, ne peuvent manquer d'être, comme moi, péniblement impressionnés en constatant l'inanité des effets obtenus au prix de si sublimes efforts.

Et si l'on en examine les résultats, on arrive à la conclusion que tous ces efforts ayant pour objectif de prévenir ou de guérir la tuberculose sont encore loin d'atteindre ce but.

La cause de cette discordance réside surtout dans le peu d'importance qu'on attache au diagnostic précoce de la maladie, base essentielle sur laquelle repose la grande question de la tuberculose.

Il est un fait certain pour moi, que tout ce que l'on fera dans le sens de prévenir et de guérir la tuberculose sera inutile si l'on n'a pas recours au diagnostic précoce de cette maladie. Que les gouvernements dépensent des sommes folles, que les bactériologistes découvrent le sérum tant souhaité et si attendu, que les chimistes trouvent l'antiseptique capable d'en tuer instantanément le bacille, la tuberculose n'en continuera pas moins sa marche dévastatrice, si elle n'est reconnue et combattue en temps convenable.

Fermement convaincu de cette vérité, dès le début de ma carrière médicale, j'ai porté mon attention sur ce difficile et délicat problème, vers lequel mon esprit était attiré, et pendant les six années écoulées depuis, j'ai réuni de nombreux documents, fruits d'observations patiemment faites, aussi bien en Portugal qu'à l'étranger. En Inhambane (Afrique Orientale), mon pays d'origine, le paludisme, grand simulateur de la tuberculose, m'a également fourni, par ses congestions pulmonaires, si fréquentes, un vaste champ d'études et d'observations.

C'est, muni de tous ces éléments, que je me hasarde, non sans crainte, à entreprendre la lourde et difficile tâche d'accomplir ce modeste travail, dont les nombreuses imperfections et lacunes ne me permettent pas d'espérer la

bienveillance du lecteur et n'aspirant qu'à l'honneur de
provoquer le doute, source des discussions, d'où, quelquefois, jaillit l'étincelle de la vérité.

Sousa Teixeira.

Lisbonne, le 19 avril 1906.

PREMIÈRE PARTIE

DIAGNOSTIC PRÉCOCE

> *O quantum difficile est curare morbos pulmonum !*
> *O quantum difficilius eosdem cognoscere !*
>
> BAGLIVI.

S'il y a, en effet, dans l'étude de la tuberculose, et de la tuberculose pulmonaire en particulier, une question difficile, plus que toute autre devant intéresser, c'est, sans doute, celle du diagnostic précoce de cette maladie, sujet capital, ayant toujours attiré l'attention des savants et qui devrait faire naître entre tous les médecins la plus vive stimulation ; car il domine, pour ainsi dire, toute l'histoire clinique des affections pulmonaires, dont la prophylaxie, le pronostic et le traitement en dépendent aussi.

Par là, on peut se rendre compte de sa grande importance et de l'utilité de sa connaissance.

Ce n'est pas d'aujourd'hui seulement que la connaissance prématurée de la tuberculose incite la sagacité des médecins, désireux de surprendre, au plus tôt, la nature du mal contre lequel ils ont à lutter ; mais, bien au contraire, cette question du diagnostic précoce de la tuberculose pulmonaire a eu, et aura toujours une grande importance en pathologie.

Hippocrate le disait déjà : « Le malade (phtisique), convenablement soigné dès le début, guérit (1). »

Après le pronostic du fatalisme et la thérapeutique du désespoir auxquels les anciens furent portés, sans doute, par la connaissance tardive de la maladie, les travaux récents de Jaccoud, Grancher, Bouchard, Landouzy, Letulle, et tant d'autres, sont venus démontrer que la tuberculose pulmonaire est évitable et guérissable et que cela dépend surtout de la connaissance précoce de cette maladie. Malheureusement, le diagnostic précoce est chose très délicate et très difficile à établir ; la preuve en est, évidemment, dans les nombreux signes et dans les nouvelles méthodes, que journellement on voit paraître dans ce but. Le protéisme essentiel de la maladie, manifesté par tant de modalités cliniques, dépendantes, soit de la constitution, soit de l'âge, soit du sexe, ou de l'état de virulence du bacille, contribue de beaucoup à augmenter cette difficulté.

Reconnaître toutes, ou, tout au moins, la majorité de ces modalités cliniques, doit être, à mon point de vue, le premier pas à faire dans l'étude de cette importante question.

Si la phtisie était, en effet, une de ces maladies qui, dès leur début, se font accompagner d'un cortège symptomatique assez apparent pour attirer l'attention soit du médecin, soit des malades ou de leurs familles, elle ne passerait certainement pas inaperçue. Malheureusement il n'en est pas ainsi. La phtisie chronique ulcéreuse, commune, sans doute, la plus fréquente des tuberculoses pulmonaires, est une maladie insidieuse. Très souvent, à son début, même sous les formes typiques, elle passe inaperçue des malades et du médecin, surtout quand elle est cachée par des phénomènes étrangers, en apparence, au développement de la lésion pulmo-

(1) Hippocrate, trad. Littré, tome VII, page 77.

naire. Son installation est lente, sans grande réaction de l'organisme, réalisant parfois le cadre clinique de la chloro-anémie, avec ses palpitations et toux légère non fréquente ; d'autres fois, revêtant la forme de la dyspepsie gastralgique, et, dans d'autres encore, ne se manifestant que par un amaigrissement rapide que rien n'explique.

Tels sont les phénomènes, qui souvent accompagnent le début de la tuberculisation des poumons. Ils n'ont rien de caractéristique, et sont parfois si insignifiants qu'ils n'attirent pas suffisamment l'attention.

Si le malade est robuste, s'il y a de la résistance du côté du poumon et de l'organisme, la maladie sera retardée pendant un temps plus ou moins long ; mais, qu'une nouvelle poussée invasive vienne à se produire, la maladie augmente, la fièvre apparaît, et le médecin, appelé, constate alors la présence des tubercules dans le poumon à sa période de ramollissement ! Il ne s'agit plus d'un tuberculeux, mais d'un malade atteint de phtisie confirmée ! Les familles affligées exigent alors conférences sur conférences médicales et, pendant que les médecins discutent le pronostic à établir, désorientées, elles veulent impatiemment savoir de quel côté il faut envoyer leurs malades : quel climat conviendrait le mieux à leurs cas ? Un climat d'altitude ? maritime ? ou plutôt un climat tempéré ? Tout est sacrifié au salut de l'épouse adorée ; de l'enfant chéri ; du mari bien-aimé. Si le mal est encore bien localisé, il y a des probabilités de guérison ; mais s'il a pris beaucoup d'extension, si l'infection est intense, tout effort est vain, tout ce que l'on fera sera inutile : le malade mourra fatalement à brève échéance.

De là, les clameurs et les cris contre la tuberculose, maladie terrible devant laquelle tous les efforts viennent échoir. Exagération de la douleur !

La tuberculose est une maladie terrible, en effet, mais non seulement elle est guérissable, comme on peut aussi l'éviter. Cependant, pour cela, il faut la prendre au sérieux et ne pas lui donner le temps d'évolutionner à sa guise. Qu'arrive-t-il au cancer, s'il n'est pas opéré de bonne heure ? Naturellement, il infectera tout l'organisme, et l'opération la plus soignée ne parviendra pas à en extirper le mal. Qu'arrive-t-il à l'ophtalmie purulente, si elle n'est pas convenablement soignée dès son début? Elle détruira l'organe de la vision. Eh bien ! il en est de même pour la tuberculose : elle infectera l'organisme et détruira le poumon, si elle n'est pas reconnue et soignée à temps.

Par là, on peut s'en rendre compte de l'importance qu'il faut attacher à la connaissance des différentes modalités que peut revêtir la période initiale de la tuberculose pulmonaire.

La classification idéale de toutes ces formes serait celle qui permettrait, une fois le diagnostic posé, d'établir immédiatement le pronostic, la thérapeutique et le choix du climat convenable à chaque cas en particulier. En botanique, une fois la plante classée, on sait de suite les conditions de leur vie et de leur culture ; il devrait en être de même pour la médecine. Malheureusement, une classification semblable est presque impossible, car, justement, les types cliniques ne présentent pas la même invariabilité de forme qui caractérise les types botaniques.

De toutes les classifications parues jusqu'à ce jour, la seule que semble réaliser cette fin, jusqu'à un certain point, est celle du Professeur Peter (1). Purement clinique, elle ne s'écarte en rien des conceptions hippocratique et actuelle de la maladie, et elle se base sur des faits, non encore expliqués, il est vrai, mais auxquels j'attache la plus grande impor-

(1) Michel Peter, *Leçons de Clinique médicale*, tome II, p. 278.

tance, comme faits cliniques d'observation bien vulgaire. La clinique nous enseigne, en effet, qu'il existe des poumons et des organismes, qui résistent pendant longtemps, voire des années, à l'irritation tuberculeuse, tandis que dans d'autres la réaction est vive. Dans le 1er cas, il y a tolérance, dans le 2e cas, intolérance du poumon et de l'organisme. L'intolérance pulmonaire se manifeste par la dyspnée mécanique résultant de la présence des tubercules, ainsi que par d'autres troubles fonctionnels dus à l'irritation du parenchyme pulmonaire, ou, mieux encore, des branches terminales des nerfs pneumogastriques et sympathique pulmonaires (toux, congestion pulmonaire peri ou paraphymique).

L'intolérance de l'organisme se manifeste par la fièvre, sueurs nocturnes, troubles digestifs, cardiaques, rénaux et du système nerveux, amaigrissement.

La tolérance partielle, jamais absolue, et l'intolérance partielle ou absolue peuvent être simultanées ou consécutives. Etant donné cela, admettons les hypothèses suivantes :

1° Tolérance partielle et simultanée du poumon et de l'organisme : forme chronique très lente, caractérisée seulement par des altérations physiques du poumon et par une dyspnée mécanique proportionnelle à l'extension du parenchyme envahi ;

2° Intolérance absolue et simultanée du poumon et de l'organisme : forme aiguë, granuleuse ou pneumonique.

Entre ces deux extrêmes, on rencontre toutes les formes intermédiaires.

a) Intolérance du sympathique pulmonaire. — Tolérance de l'organisme.	Forme chronique hémoptoïque.
b) Intolérance du pneumogastrique pulmonaire — Tolérance de l'organisme.	Forme chronique tussigénique.

c) Tolérance du poumon. — Intolérance du pneumogastrice stomacal. { **Forme chronique dyspeptique ou gastralgique.**

d) Tolérance du poumon. — Intolérance du pneumogastrique cardiaque. { **Forme chronique palpitante.**

e) Tolérance du poumon. — Intolérance absolue de l'organisme. { **Forme fébrile continue.**

f) Intolérance partielle du poumon. — Intolérance absolue de l'organisme. { **Forme galopante.**

g) Tolérance du poumon. — Intolérance partielle de l'organisme. { **Forme chronique, vulgaire, commune.**

Telle est, en résumé, la classification que j'adopte dans ma pratique. Elle a ses défauts, certainement, mais quelle est celle qui n'en a pas?

Cependant, cette classification, par son fond essentiellement pratique, peut être appliquée immédiatement au malade dans son lit, ce qui la rend incontestablement supérieure.

Etablissons, maintenant, une comparaison entre cette classification et quelques autres, comme celle de Bard, par exemple :

Que m'importe, comme clinicien, de savoir que la tuberculose se présente sous une forme ulcéreuse, si la constatation simple de la lésion ne peut me fournir aucune donnée certaine sur le pronostic et la thérapeutique de la maladie? Tandis que, si je fais un diagnostic de tuberculose à forme fébrile continue, je puis, immédiatement, déclarer aux parents que le cas est de ceux inguérissables et que, probablement, aucune médication, aucun climat, ne parviendront à enrayer la marche de la maladie. S'il s'agit, au contraire, d'une forme chronique hyperémique non fébrile, le pronostic sera en tout favorable et je pourrai garantir la guérison, si le malade possède les moyens de fortune nécessaires pour être bien soigné.

Mais on m'objectera que les formes cliniques ne sont pas invariables, et qu'une forme bénigne peut devenir grave, et réciproquement. Cela est vrai et arrive bien souvent, en effet. Mais ces éventualités ne peuvent être prévues et doivent être attribuées, dans la majorité des cas, à l'absence du régime auquel doivent être assujettis les malades, qu'ils soient riches ou pauvres.

Les classifications anatomo-pathologiques sont sans doute intéressantes ; cependant, il ne suffit pas de reconnaître la lésion et leurs signes, car la lésion n'est pas la maladie, et, fait important, il n'y a presque jamais parallélisme entre celle-ci et l'altération de l'organisme. « Entendre les tubercules, — comme disait Peter — n'est qu'un acte d'ouvrier et ne représente que la traduction d'un fait matériel. »

Ces considérations sur les diverses modalités cliniques de la phtisie pulmonaire m'ont entraîné bien loin ; mais l'importance en est énorme et leur connaissance indispensable, car elle facilite le diagnostic précoce de la maladie et mène très souvent le clinicien à chercher et à découvrir la tuberculose, là où l'on s'y attend le moins.

Cela dit, j'entre dans mon sujet, et pour suivre une méthode, j'envisagerai, d'abord, les tuberculoses en activité ; ou en évolution, et passerai ensuite à l'étude de celles dites latentes, cliniquement parlant.

Tuberculoses en évolution

Au point de vue clinique, les maladies infectieuses présentent dans leurs évolutions des différences bien sensibles. Il y en a, d'entre elles, qui évoluent, toujours sous une forme aiguë ; d'autres, au contraire, suivant le cas, peuvent présenter les caractères d'infections aiguës ou chroniques, telles que la syphilis, la lèpre et la tuberculose.

Comme la lèpre et la syphilis, la tuberculose est une maladie protéiforme ; fantastique dans sa marche, elle avance par poussées, s'éveillant subitement pour prendre l'offensive, très souvent, après de longues périodes d'état latent.

En étudiant minutieusement les différentes maladies infectieuses, on arrive à la conviction que leur évolution a lieu par périodes successives ; et, dans quelques-unes d'entre elles, cette évolution est tellement régulière, la succession de leurs différentes phases tellement harmonique que la dénomination de *maladies cycliques* leur a été judicieusement appliquée.

La tuberculose, étant une maladie infectieuse, ne doit pas faire exception à cette loi générale. Aussi est-on porté à admettre dans son mode d'évolution les mêmes périodes qui caractérisent celles des autres maladies infectieuses en général à savoir : 1° période d'incubation ; 2° période d'invasion ; 3° période initiale ; 4° période d'état ; 5° période finale (guérison, ou mort de l'être inoculé).

L'anatomie pathologique et la clinique confirment, en tous points, cette manière de voir. En effet, la première nous montre qu'à la période d'invasion correspond la phase embryonnaire du tubercule ; qu'à la période initiale correspond sa germination et agglomération (tubercule adulte) ; qu'à celle d'état, son ramollissement et élimination ; et, finalement, qu'à la dernière correspond la cicatrisation des lésions pulmonaires. D'autre part, la clinique nous montre aussi qu'à quelques-unes de ces périodes correspond une symptomatologie plus ou moins particulière.

Comme dans toutes les infections, la tuberculose présente des cas, dont l'évolution est parfaitement cyclique, et ce sont là les plus fréquents (phtisie ulcéreuse commune) ; mais fréquemment aussi l'on observe des cas à marche irrégulière, dont quelques périodes peuvent faire défaut, tels que, par exemple, ceux des tuberculoses à forme aiguë, granulique ou pneumonique, qui tuent par asphyxie, avant même l'apparition des nécroses de coagulation ; ceux des tuberculoses dans lesquelles le processus fibreux, intervenant de bonne heure, ne permet pas à la matière tuberculeuse d'évoluer ultérieurement (tubercules fibro-crétacés, révélés par l'autopsie).

Ces faits constituent des exceptions, absolument analogues à celles des autres infections.

D'après ce que nous venons de dire, il est tout rationnel de conclure que, si l'évolution clinique de la tuberculose peut se faire par cinq périodes successives, le plus grand désidératum et la plus grande aspiration du praticien doivent être de reconnaître la maladie dans toutes ses périodes. Mais, malgré tous les progrès effectués dans ce sens, 'on est forcé d'avouer que, dans l'état actuel de la science, ce désidératum n'a pas encore été réalisé.

Examinons maintenant un cas de phtisie ulcéreuse commune, en décrivant chacune de ses périodes, en particulier, et en indiquant les symptômes qui y doivent attirer davantage l'attention du médecin, tout en nous efforçant ainsi de savoir à laquelle de ces périodes le diagnostic devient possible.

Nous commencerons par la première période, celle de l'incubation.

Période d'incubation

Le bacille de Koch à la manière des autres microorganismes ne commence pas tout de suite son œuvre de destruction dès qu'il se trouve introduit dans le poumon ; il faudrait pour cela non seulement qu'ils fussent en grand nombre et d'une extrême virulence, mais aussi que l'organisme ne présentât qu'une faible résistance vitale, ce qui n'arrive pas toujours. Cela admis, le bacille doit se préparer d'abord, pour entrer en lutte avec les éléments cellulaires de l'organisme.

C'est cette phase de préparation qui constitue la période d'incubation proprement dite, laquelle ne doit pas être confondue avec la période de latence, appelée aussi prétuberculeuse, car, dans celle-ci, en effet, les germes déposés dans les tissus restent inactifs dans l'attente de conditions favorables à leur germination.

Il en est de la contagion comme du grain de blé, qui (suivant l'heureuse comparaison de E. Besnier), après être resté pendant deux mille ans dans un sarcophage, sans subir d'altération appréciable, fleurit une fois semé dans un terrain fertile.

La détermination exacte de la durée de cette période, variable selon le cas, est très difficile ; dépendante, comme elle l'est, du degré de résistance de l'organisme et de la virulence du bacille, on est forcé d'admettre l'impossibilité de lui fixer des limites qui peuvent aller de quelques jours à peine, jusqu'à des semaines et même à des mois. D'après Arthaud, elle serait d'un à deux mois ; cependant, ajoute-t-il, de nouvelles investigations sont nécessaires.

Pour bien évaluer cette durée, il faudrait déterminer avec précision le temps qui s'est écoulé depuis la pénétration du parasite dans le poumon, jusqu'à l'époque de l'apparition des premières manifestations appréciables. Or, si nous pouvons être fixés sur la date du début apparent de la tuberculose, celle de son début réel nous échappe, vu que des semaines et même des mois peuvent s'écouler avant qu'on reconnaisse la maladie.

Les symptômes cliniques de cette période sont tellement peu appréciables que le diagnostic de la tuberculose à la période d'incubation devient tout à fait impossible.

A la période d'incubation, succède la période d'invasion.

Période d'invasion

A cette période, le bacille, déjà préparé à la lutte, s'attaque aux forces défensives de l'organisme.

Quoique toujours avérée, cette période semble faire défaut dans quelques cas ; mais ce défaut, comme l'a si bien dit Arthaud, n'est dû qu'au peu d'intensité avec laquelle elle est susceptible de se présenter et qui la fait passer inaperçue du malade. Et cela ne doit pas nous étonner, car, en étudiant les autres maladies infectieuses telles que la variole, la scarlatine, la rougeole, la syphilis, etc., à leur période d'invasion, on constate qu'à côté des cas où cette période se manifeste par une réaction très intense, il y en a d'autres d'une grande bénignité. Il en est de même pour la tuberculose.

La durée moyenne de cette période serait de 15 jours d'après Arthaud.

La lutte cellulaire, entre les bacilles de Koch et les éléments de l'organisme, va se manifester par des symptômes plus ou moins intenses selon la réaction que les éléments de l'organisme offriront à l'offensive tuberculeuse. Ces symptômes sont de trois ordres : *généraux, fonctionnels* et *physiques.*

Symptômes généraux. — Dans les formes aiguës, en général, les phénomènes généraux présentent plus d'intensité ; la fièvre est plus vive et débute très souvent par un frisson prolongé, très intense et solennel, comme celui de la pneumonie ; son intensité, variable, peut passer inaperçue dans les cas bénins, et s'élever jusqu'à 40°, dans les cas graves. Elle serait caractérisée, d'après Arthaud, par une marche spéciale, vespérale, apparaissant constamment, soit après le repas du soir, soit pendant la nuit. L'amaigrissement, déjà constaté à la période précédente, continuerait à s'accentuer, caractérisé, alors, par une perte de poids à marche régulière (Arthaud).

Si l'infection est intense, le malade peut présenter, dès le début, un état typhoïde des plus alarmants ; la langue et les lèvres se dessèchent, la lassitude et la prostration deviennent extrêmes. Malgré la gravité de ces symptômes généraux qui annoncent l'intensité de l'intoxication, la température peut être peu élevée et ne pas dépasser 38° ; le pouls, cependant, est petit, fréquent, dépressible, misérable.

Symptômes fonctionnels. — Dyspnée légère ou intense, mais persistante, s'exagérant facilement par suite de l'exercice.

A propos de la dyspnée, Arthaud décrit un facies dyspnéique particulier, que, selon lui, on ne rencontre dans aucune autre maladie chronique pouvant simuler la tuberculose : « Ce qu'il y a de caractéristique dans le facies de la tuberculose, même au début de la période d'invasion, c'est le spasme permanent de l'appareil respiratoire de la face, qui donne à la figure cette expression si particulière de souffrance, que l'on constate avec la dernière évidence dans les cas de phtisie confirmée. La dilatation active des narines accompagnée, ou non, d'amaigrissement de la face, doit faire toujours soupçonner l'existence de la tuberculose (1). »

Le rapport, entre la respiration et le pouls, qui est nor-

____

(1) Arthaud, *Études cliniques sur la tuberculose*, Paris, 1898, p. 3.

malement de 1/4, devient de 1/3, pour arriver même à 1/2.

Signes physiques. — Légers, mais constants, peuvent être traduits, d'après Arthaud, par le schéma suivant :

$$\left.\begin{array}{l} S + \text{ou} = \\ R - \text{ou R}_0 \end{array}\right\} \begin{array}{l} V + \text{ou} = \\ I = \text{ou} - \\ E = (i) \text{ ou} - ; + (t). \end{array}$$

Peut-on, d'après les symptômes généraux, fonctionnels et physiques, que nous venons d'étudier, faire le diagnostic de la tuberculose pulmonaire à la période d'invasion ?

Pour moi, le diagnostic de cette période est très difficile, pour ne pas dire même impossible.

Pour Arthaud, cependant, cette impossibilité semble ne pas exister, puisqu'il nous dit : « Le diagnostic différentiel n'est donc pas impossible et la poussée d'invasion peut, par conséquent, être diagnostiquée, aussi sûrement que toute autre affection, grâce à l'auscultation (1). »

Qu'il y a dans la tuberculose, comme dans toutes les maladies infectieuses une période d'invasion, cela est hors de doute ; mais, peut-on, comme l'affirme si catégoriquement Arthaud, diagnostiquer, aussi sûrement et avec la plus grande facilité, la tuberculose à cette période ?

C'est ce que nous allons voir.

Arthaud se base, pour faire ce diagnostic, non pas sur les symptômes généraux ou fonctionnels, mais sur le schéma que j'ai présenté plus haut, et qu'il considère comme tout à fait caractéristique de la poussée d'invasion, à la condition que « ces divers symptômes physiques soient généralisés à tout l'organe respiratoire ». Or, ce schéma n'a rien de caractéristique, de pathognomonique, comme Arthaud l'affirme,

(1) Arthaud, *Études sur la tuberculose*, p. 60.

si toutefois les symptômes pathognomoniques existent.

Pour que ce schéma se réalise, il faut qu'il y ait un affaissement ou une perte d'élasticité du parenchyme pulmonaire, capable d'expliquer la conservation ou $+$ de S et V, avec R — ou O. Les causes susceptibles de produire cet affaissement sont très variées : obstruction des bronches, compression du poumon, l'asthme, l'emphysème et l'œdème du poumon.

Dans ces cas le diagnostic différentiel est possible et facile même ; mais il n'est plus ainsi quand il s'agit de la congestion. Si celle-ci est localisée, comme il arrive, par exemple, pour les congestions dépendantes des cardiopathies, des maladies rénales, pour certaines congestions actives, aujourd'hui plus ou moins individualisées, telles que la maladie de Woillez, la pneumonie congestive, la congestion pleuro-pulmonaire, le diagnostic est encore possible ; mais si elle est aiguë, généralisée, accompagnant le début des pyrexies, ce diagnostic devient extrêmement délicat. Arthaud, lui-même, est le premier à le reconnaître en disant, « en pareil cas, le même schéma peut être réalisé, en ce qui concerne le poumon, et la confusion serait plus facile ».

Pour résoudre le problème, Arthaud recourt à la topographie des signes physiques, croyant, peut-être, y trouver la solution : « On rencontre rarement, dit-il, à propos de la congestion — l'uniformité absolue du schéma d'auscultation »; et, plus loin, il explique la pathogénie du syndrôme en partie par l'état congestif du poumon.

Or, s'il y a congestion initiale du poumon dans toutes les pyrexies non tuberculeuses, due, d'après Woillez, à l'accélération des battements du cœur, pourquoi n'y en aurait-il pas dans les pyrexies tuberculeuses ? Et, si la congestion y existe, comme Arthaud, lui-même, le reconnaît, pourquoi ne réaliserait-elle pas le même schéma « avec uniformité absolue » si elle est légère ou d'intensité moyenne, et avec des foyers maxima, accompagnés de râles crépitants ou sous-crépitants, si elle est intense ? Sans doute !

L'enthousiasme du début m'aveuglait tellement que je ne voyais que des poussées d'invasion tuberculeuse chez tous les malades. Et jamais de ma vie je n'ai tant abusé de ce diagnostic que pendant mon séjour en Afrique.

Chez les malades atteints de fièvres paludéennes, la palpation, la percussion et l'auscultation réveillaient, au complet, le syndrôme en question et le diagnostic s'imposait ; mais deux ou trois jours après, tout redevenait normal. La même chose m'est arrivée pour la grippe. Maintenant, mes idées sont en tous points changées et le pèlerin exalté, qui autrefois précédait la procession, en faisant éclater des pétards, la suit aujourd'hui, en dévot contrit, en se frappant la poitrine. Non ! malgré toute ma bonne volonté, malgré la science d'Arthaud, je suis forcé de reconnaître que le diagnostic précoce de la tuberculose pulmonaire ne peut être établi d'une manière certaine qu'à la troisième période ou période initiale : on peut prévoir une poussée d'invasion, mais jamais l'affirmer. Que mon maître, auquel tant de liens d'estime et de gratitude m'attachent, veuille bien ne voir dans tout ce que je viens de dire que la conviction sans prétention à laquelle j'ai été entraîné uniquement par l'observation impartiale des faits. Et, au lieu de dire comme Arthaud : «... tout malade qui, au milieu d'une affection fébrile, non définie, présente de la dyspnée latente ou manifeste, chez lequel l'auscultation permet de dévoiler le schéma développé plus haut, généralisé à toute l'étendue de l'organe, est un malade qui fait une poussée d'invasion tuberculeuse », que mon maître me permette de dire : « est un malade qui fait une poussée congestive ». Comme en botanique, où il n'est pas facile de distinguer les espèces, au moment où les folioles apparaissent à peine entre les cotylédons de la graine et où il faut attendre le développement ultérieur de la plante pour pouvoir reconnaître la famille, le genre et l'espèce auxquels elle appartient, en médecine il n'est pas facile de dire de quelle maladie il s'agit, quand cette maladie n'est encore qu'à son début. Il faut attendre, comme font les botanistes, car, savoir attendre est un des grands principes de la médecine : L'évolution ultérieure de la maladie viendra éclaircir le diagnostic.

Période initiale

Cette période est caractérisée, anatomiquement, par la présence de tubercules à l'état adulte, et tout à fait aptes, par conséquent, à subir la série de transformations, que nous rencontrerons dans les périodes ultérieures (périodes de ramollissement et d'élimination).

Les auteurs ne sont pas d'accord en décrivant cette période. Ainsi Dubief (*Manuel de médecine*, Achard et Debove, t. I) divise l'évolution symptomatique de la phtisie pulmonaire en 3 périodes : latente, initiale et terminale. La période latente, dit-il, correspond à la phase de l'installation du bacille dans les tissus, et comme il n'y a pas encore de lésion constituée, elle peut être désignée par pré-tuberculeuse.

Puis, la décrivant, le même auteur nous cite des symptômes généraux et des signes physiques, ceux-ci se traduisant par des modifications de la respiration normale des sommets.

La contradiction est bien manifeste. En effet : ou cette

période est latente, ou elle ne l'est pas. Dans le premier cas, il ne doit pas y avoir des symptômes capables de la traduire extérieurement ; ou s'ils existent, ils doivent être, nécessairement, bien insignifiants pour attirer l'attention du malade, et moins encore du médecin. D'autre part, s'il n'y a pas encore de lésion constituée, comment expliquer les modifications de la respiration normale, et surtout la rudesse ?

De ce que nous venons de dire, on conclut que la période latente de Dubief correspond, au point de vue clinique et anatomo-pathologique, à la période de germination des tubercules ; et celle qu'il décrit plus loin (p. 358), comme période initiale, à sa conglomération. Le terme *latente* n'est donc pas bien appliqué à la période de germination, de de même que celui *d'initiale* ne l'est pas pour celle de la conglomération.

Du reste, pour ne pas compliquer inutilement les choses, j'envisagerai les deux périodes de germination et de conglomération, comme deux phases distinctes d'une même période, l'initiale.

Dans la première phase, les granulations sont encore petites, disséminées, mais se révélant déjà par certaines altérations physiques du parenchyme pulmonaire. C'est dans cette phase que, dans l'état actuel de nos connaissances, la tuberculose peut être reconnue le plus tôt, et, alors, son diagnostic peut bien mériter le nom de très précoce. Comme il se base surtout sur les modifications anormales de la respiration, si bien étudiées par M. Grancher, nous désignerons sous le nom de ce grand savant cette première phase ou phase de germination.

Dans la 2⁰ phase, les tubercules, complètement formés, s'unissent les uns aux autres et l'infiltration est constituée.

C'est la phase de conglomération, d'infiltration, que Dubief considère, à tort, comme étant la période initiale.

Son diagnostic, tardif par rapport à celui de la première phase, mérite bien cependant la dénomination de *précoce*.

Etudions, maintenant, ces deux phases séparément.

Phase de Grancher

Comme à la période précédente, on rencontre, dans le cadre nosologique de cette phase, des symptômes généraux traduisant l'atteinte de l'organisme, et des symptômes fonctionnels, ainsi que des signes physiques traduisant l'attaque du poumon par le bacille de Koch ; à la seule différence près que les signes physiques sont bien plus nets et mieux localisés pour permettre un diagnostic certain, dans la majorité des cas. Les phénomènes généraux y sont variés, comme dans toutes les infections, mais il en est deux, parmi eux, qui méritent toute attention par leur constance et leur importance. Nous voulons parler de l'amaigrissement — le plus souvent sans cause appréciable — et de l'anémie (pseudo-chlorose tuberculeuse) avec son cortège habituel de symptômes vagues et inconstants, tels que, névralgies, dyspepsies de formes variées et spécialement de forme gastralgique, sueurs nocturnes légères et passagères, etc.

Comme symptômes fonctionnels, nous avons la dyspnée, facile même après un léger effort, la toux légère, sèche, rebelle, apparaissant surtout le soir à l'heure du coucher, etc.

Avec une symptomatologie générale et fonctionnelle de cet ordre, personne cependant n'oserait, nous en sommes convaincus, diagnostiquer, d'une manière incontestable, la tuberculose, quand même des phénomènes d'une certaine importance, tels que l'amaigrissement, l'anémie, voire les hemoptisies, qui ne sont pas rares dans cette phase, viendraient s'y ajouter.

S'il en est ainsi, les mêmes difficultés, pour ne pas dire impossibilités, de la période d'invasion, se rencontreraient également dans cette phase, soit pour distinguer la tuberculose des autres maladies infectieuses, soit pour la distinguer de la chloro-anémie, des dyspepsies, des hémoptisies de causes nombreuses et variées.

Donc, le diagnostic, dans la phase de Grancher, pourrait, comme dans la période d'invasion, être seulement prévu et non pas affirmé d'une manière positive, si nous n'avions pas à notre disposition un autre ordre de phénomènes plus importants et plus décisifs.

Ces phénomènes sont les divers signes physiques révélés par les méthodes classiques d'investigation pulmonaire, et plus spécialement par l'auscultation.

Après tout ce que je viens de dire, je devrais naturellement aborder les signes physiques qui nous mèneront au diagnostic précoce de la maladie, mais j'ajournerai le moment d'y arriver, parce que mon véritable enthousiasme pour les méthodes classiques ne s'accorde pas très bien avec la tendance qu'on a, actuellement, à la remplacer par les procédés de laboratoire, dont l'engouement est tel que la majorité des médecins les considèrent supérieurs aux premiers, dans le diagnostic précoce de la phtisie pulmonaire. Et cela est d'autant plus étrange que, comme dit M. Grancher, « l'examen physique des organes respiratoires, examen bien fait, c'est-à-dire, l'auscultation attentive et précise, corroborée par la percussion, suffit, dans la très grande majorité des cas, à faire le diagnostic précoce ».

Comment donc expliquer cette tendance actuelle ? Est-ce

par la supériorité réelle des nouveaux procédés ? Non. Par
modernisme ? Peut-être ! Pour moi, toutefois, sa cause prin-
cipale réside précisément dans la difficulté, dans la délicatesse de la technique de l'examen pulmonaire, technique
qui demande un long apprentissage, et, qui, en outre, n'est
pas convenablement enseignée dans les cliniques officielles.

« C'est, malheureusement — s'écrie M. Grancher — dans
la propre France, la patrie de l'auscultation, la tendance
actuelle de la plupart des médecins chargés de l'enseignement de la jeunesse, de chercher le diagnostic précoce de la
tuberculose pulmonaire ailleurs que dans les examens des
poumons. Les procédés de laboratoire ont ou tendent à
prendre le pas sur l'auscultation et la percussion qu'on
néglige. La recherche du bacille de Koch, l'injection de
tuberculine ou de sérum, le cito-diagnostic, l'épreuve de
l'agglutination, la radiographie, le chimisme respiratoire,
tels sont les moyens qu'on étudie et qu'on enseigne (1). »

Aujourd'hui, comme on le voit, les procédés de laboratoire tendent partout à remplacer les méthodes classiques
d'investigation pulmonaire ; cependant, il me semble qu'il
n'est pas bien difficile de prouver que la préférence qu'on
leur accorde n'a pas raison d'être, exception faite pour quelques cas, comme la séro-réaction agglutinante, et l'injection
de tuberculine.

Dans l'impossibilité de passer en revue tous ces nouveaux
procédés, je me limiterai à peine, à l'étude de la bacilloscopie, de la radiographie et de la radioscopie, aujourd'hui
si pratiquées, et je commencerai par la bacilloscopie ;

La bacilloscopie, ou le diagnostic par le crachat, quand
peut-il avoir lieu ? Naturellement, dans les cas où il y a

____

(1) Barbier, *Séméiologie pratique des poumons et de la plèvre.* Lettre-
préface de M. le Professeur Grancher. Paris, 1902.

expectoration. Or, nous savons, par la clinique, que, dans les cas les plus difficiles, dans ceux qui, d'après M. Jaccoud, constituent le véritable écueil d'un diagnostic précoce, le malade n'expectore pas. Et quels sont-ils, ces cas ?

La chlorose grave, avec toux persistante, quelquefois accompagnée de fièvre; la toux nerveuse, les tuberculoses torpides, à marche lente, sans expectoration ou autres phénomènes, si ce n'est une détérioration graduelle de la santé et une toux légère, qui n'arrive pas même à être fréquente. A ces cas, j'ajouterai aussi l'impaludisme chronique, se révélant, de temps à autre, par une légère fièvre vespérale, quelques sueurs nocturnes, lassitude, névralgie intercostale, etc.

L'auteur de ce livre est une victime de fièvres paludéennes contractées en Afrique, et on peut juger de son martyre en voyant des collègues diagnostiquer son cas de tuberculose ! Heureusement que cette pseudo-tuberculose a guéri rapidement grâce à l'ingestion de quelques grammes de quinine. Or, je me demande, comment peut-on faire, en pareil cas, le diagnostic par la présence du bacille, alors que le malade ne crache pas ? Et, pourtant, ce diagnostic est d'une grande importance pour l'orientation thérapeutique.

Dans les cas de pseudo-chlorose d'origine tuberculeuse, si bien étudiées par Papillon dans le service du regretté professeur Potain, on doit éviter l'usage des ferrugineux sinon absolument, tout au moins en ne les appliquant qu'avec beaucoup de prudence. Et, si je cite de préférence ce médicament, c'est pour prouver qu'il n'est pas si inoffensif qu'on le pense, et que, très souvent, il a été cause de conséquences bien funestes. Il y a des cas, effectivement, fort nombreux, dans lesquels le fer, excitant rapidement les forces musculaires et l'appétit, et accélérant le pouls, produit une espèce de fièvre et d'excitation anologue à celle de l'ivresse.

Dans ces cas, on ne doit pas insister sur son usage, car la tuberculose, de latente qu'elle était, peut devenir galopante. Comment expliquer ce phénomène ? je l'ignore. Cependant, il est tout naturel de penser que, peut-être, l'anémie est une condition favorable à la conservation de la tuberculose à l'état latent et qu'en enrayant l'anémie l'on peut précipiter les événements ; or, comme ces cas sont impossibles à prévoir, la précaution de proscrire le fer du traitement de l'anémie tuberculeuse et même de celui des personnes prédisposées à cette maladie se trouve justifiée.

Quoique l'usage de cette pratique, véritable règle de prudence, soit suivi par les grands maîtres, comme Trousseau, je ne le partage pas en absolu, car il y a des cas dans lesquels on a obtenu des résultats très satisfaisants par l'administration circonspecte de ce médicament. La danger réside dans l'emploi et surtout dans l'abus qu'on en fait aujourd'hui, comme d'une véritable panacée capable de guérir toutes les anémies.

J'ai la conviction que beaucoup de pauvres jeunes filles ont été victimes de ce médicament, si prôné à la quatrième page des journaux et pour l'administration duquel la plupart d'entre elles jugent inutile de consulter le médecin.

Ce que j'en dis pour le fer s'applique aussi bien à ce qui a rapport au mariage, aux bains de mer, voire aux promenades hygiéniques à pied, pendant une heure et plus, que l'on conseille si aisément, comme moyens thérapeutiques infaillibles, aux jeunes chlorotiques.

Puisse ceci, au moins, servir d'avis aux mères de famille.

Mais, revenons à la bacilloscopie :

Le malade expectore, et l'analyse des crachats, faite par

dizaines et même par centaines de fois, présente toujours
des résultats négatifs.

D'autre part, la clinique n'est pas d'accord avec cet examen. Que peut-on conclure? Que le malade n'est pas tuberculeux? Non. Je pourrais citer des cas dans lesquels l'analyse
de l'expectoration, faite des centaines de fois, n'a jamais
permis de constater la présence du bacille, bien qu'il se
fût agi de phtisie bien confirmée. Ces cas suffiraient à prouver que la bacilloscopie, non seulement ne résout pas le problème du diagnostic précoce et moins encore celui du diagnostic très précoce, mais aussi qu'elle laisse régner, très
souvent, l'indécision dans les cas de phtisie bien confirmés
par la clinique.

L'enthousiasme ne pouvait manquer de se manifester
pour les rayons X, la nouvelle et immortelle découverte de
Rœntgen. Cet enthousiasme, en effet, a été porté à un tel
point que, pour beaucoup, la radiographie et la radioscopie
supplantent tous les autres moyens de diagnostic précoce
de la tuberculose pulmonaire.

D'après ce que j'ai observé, les rayons X ne fournissent
des résultats appréciables qu'à la phase de conglomération
des tubercules, période dans laquelle les procédés classiques sont plus que suffisants pour permettre un diagnostic
certain. Quoique la radiographie et la radioscopie présentent les lésions tuberculeuses sous la forme de taches plus
ou moins opaques, le doute ne subsiste pas moins sur l'extension réelle des lésions, sur l'espace qu'elles occupent dans
l'épaisseur du poumon et sur le degré de son évolution. Et,
encore plus, dans les scléroses pulmonaires d'origine parasi-

taire, lésions, comme dit si bien Arthaud (1), minimes en
apparence, mais profondes en réalité, et capables de réagir
sur le fonctionnement général de l'organisme, la bacilloscopie, la radiographie et la radioscopie n'éclaircissent nullement le problème, tandis que les méthodes classiques, par
contre, conduisent au diagnostic d'une manière certaine.

Si la radiographie et la radioscopie ne donnent que des
résultats (et encore sujets à faillite) que lorsqu'il y a des
lésions grossières, je ne puis convenir, comme Faisans (2)
et d'autres, que des tubercules crus disséminés, que des
lésions discrètes et minimes, difficiles à apercevoir à l'œil
nu, puissent intercepter les rayons Rœntgen, de manière à
diminuer la transparence du poumon. Bien que des hommes de l'autorité de Béclère avancent que (3) « la radioscopie et, *mieux encore*, la radiographie peuvent devancer tous
les autres moyens d'examen », je ne puis partager cette
manière de voir.

Je connais le service de Béclère à l'hôpital Saint-Antoine
de Paris; j'y ai vu l'admirable perfection avec laquelle sont
exécutées la radioscopie et la radiographie, cependant, elles
n'y ont jamais pu outrepasser les procédés classiques d'investigation pulmonaire, dans le diagnostic très précoce de
la tuberculose du poumon. Malgré le favorable accueil dont
jouissent les nouvelles méthodes, je me garderai bien de
m'y lancer négligemment, et, au risque d'être traité de retar-
dataire, fermement convaincu, je resterai fidèle aux anciens
moyens d'examen, tant que de nouvelles études et de nouvelles expériences ne viendront confirmer l'efficacité des
méthodes de laboratoire ; car, en somme, je ne puis me croi-

(1) Arthaud, *Progrès médical*, 5 octobre 1901.
(2) Faisans, *Maladies des organes respiratoires.*
(3) Béclère, *les Rayons de Rœntgen et le diagnostic des affections thoraciques*, Paris, 1901, p. 67.

ser les bras, et, en fataliste, attendre, pour faire le diagnostic de la tuberculose pulmonaire, l'aurore du jour où la
science triomphante, dissipant mon scepticisme, me fera
voir le bacille dans l'expectoration et les résultats positifs
de la radioscopie et de la radiographie, découvertes récentes, qui tendent à se développer, à progresser et à se per-
fectionner, il est vrai, et dans l'avenir desquelles j'ai pourtant confiance.

D'après ce que je viens de dire, qu'on n'aille pas conclure
que je n'attache pas d'importance aux procédés de laboratoire, car, bien loin de là, je considère ces nouvelles acqui-
sitions de la science, d'une grande importance et d'une
grande utilité dans certains cas en particulier.

La tuberculine et la séro-réaction agglutinante, par exemple, outrepassent même l'auscultation dans les tuberculoses
latentes qui accompagnent certains états pathologiques
chroniques ou aigus; dans les cas où le tubercule se déve-
loppant lentement et insidieusement, et ne pouvant fournir
aucun signe sthétoscopique, imprègne l'organisme de toxines, donnant ainsi naissance à des troubles variés, tels que
l'albuminurie, la phosphaturie, symptômes, en apparence,
d'une affection essentielle de l'appareil urinaire ; à des névralgies, à des troubles digestifs, tels que le syndrôme ini-
tial de la phtisie, si bien décrit par M. Marfan. Ce que je
condamne, c'est l'enthousiasme exagéré pour les nouveaux
procédés, enthousiasme, comme dit M. Jaccoud, de conséquences funestes et pour le malade et pour le médecin.

Pour le malade, parce que c'est surtout à la phase initiale que la maladie est plus accessible au traitement, et
nous avons déjà vu que ce serait perdre un temps précieux
que d'attendre l'apparition de l'expectoration, ou les résultats positifs des rayons X. Pour le médecin, parce que, de

la préférence accordée aux nouvelles méthodes, il s'ensuivra, naturellement, l'oubli des méthodes classiques, partant, de l'auscultation, comme il en arrive déjà de nos jours.

Autrefois, l'éducation clinique des médecins se faisait au lit des malades, et, comme ils ne possédaient pas les moyens dont la science se sert aujourd'hui, ils se limitaient à l'analyse rigoureuse des symptômes, c'est-à-dire qu'ils étudiaient la séméiologie comme on ne l'étudie plus de nos jours. L'importance qu'on y attachait était telle qu'elle faisait dire à Boërhaave : « Je préfère avoir à mon côté un médecin qui, ignorant tout, sait la séméiologie, à celui qui, sachant tout, ignore cette dernière. »

Aujourd'hui il se passe absolument le contraire. Les procédés de laboratoire ont envahi le champ clinique : si un malade, par exemple, se plaint d'un point de côté, immédiatement il est soumis à l'action des rayons X. Les crachats, les urines passent directement chez l'analyste, sans avoir mérité un coup d'œil du médecin !

Mais, on nous objectera que la science aujourd'hui est très avancée. Evidemment ! mais, ce qui est incontestable, c'est que les bons cliniciens, comme les Trousseau, les Laënnec, les Potain et tant d'autres, dont les noms sont gravés en caractères d'or dans l'histoire de la médecine, deviennent de plus en plus rares. Qui, de nos jours, avec tous les recours que la science peut nous fournir, serait capable de présenter une description si magistrale de la laryngite striduleuse, comme Trousseau l'a fait ? Et celle de la phtisie confirmée, par Arétée, 50 ans avant l'ère chrétienne ? Hippocrate a résumé toute la médecine dans ses admirables aphorismes, qui, encore aujourd'hui, provoquent l'admiration du monde (1).

____

(1) Voy. Hippocrate, *Aphorismes,* traduct. Littré.

Il résulte de ce que nous venons de dire que l'enthousiasme exagéré est nuisible; et la génération actuelle des médecins se ressent de cet excès de tendance vers le modernisme. Accompagnons avec ferveur la science dans sa marche triomphante, mais, en répétant, comme Jaccoud : « Gardez-vous de cette faute trop fréquemment commise, qui consiste à substituer le progrès du moment présent à toutes les notions les plus anciennes; ce progrès est simplement une notion de plus, elle doit s'ajouter aux autres, elle ne doit point les faire oublier. Si ce principe salutaire est méconnu, vous pouvez être sûrs, que tout progrès est le signe d'un mouvement rétrograde dans quelque autre direction (1). »

Comme pour les procédés de laboratoire, il en est de même pour les autres, c'est-à-dire qu'ils n'ont pas tous la même valeur, sous le point de vue du diagnostic très précoce de la tuberculose pulmonaire.

Du reste, examinons-les :

Inspection. — L'inspection peut nous révéler des phénomènes statiques (poitrine allongée et étroite, surtout dans sa circonférence supérieure, la paroi thoracique antérieure comme aplatie, l'amaigrissement général, avec participation des muscles, etc.) et dynamiques (amplitude respiratoire, plus prononcée dans le sens vertical que dans le sens antéro-postérieur, etc.); phénomènes résultant de la conformation particulière du thorax et mode de respiration. Mais ces phénomènes, bien que d'une grande importance, n'éclaircissent nullement le diagnostic, et la seule chose qu'ils

(1) Jaccoud, *Clinique médicale*, vol. II, p. 330.

permettent d'affirmer c'est que les individus chez lesquels
on les observe sont prédisposés à la tuberculose.

Palpation. — La palpation peut fournir deux ordres de
phénomènes, statiques et dynamiques, et l'état des vibrations thoraciques.

Des deux premiers, nous avons déjà eu l'occasion de montrer le peu d'importance qu'ils offrent pour le diagnostic
précoce. Pour ce qui concerne les vibrations thoraciques,
l'expérience personnelle m'a démontré que ce n'est qu'à la
phase de conglomération des tubercules que les altérations
de V apparaissent avec plus de netteté.

Il n'en est plus de même pour la percussion et l'auscultation, qui, bien pratiquées, deviennent deux excellents moyens
de diagnostic dans cette phase. Leur valeur, pourtant, n'est
pas semblable, car l'auscultation dépasse de beaucoup la percussion, comme nous aurons l'occasion de voir.

Percussion. — A l'état physiologique, la percussion du
thorax donne lieu à deux ordres de sensations : auditive et
tactile. La première consiste en un bruit particulier, d'une
sonorité *sui generis*, désignée par Piorry sous le nom de
son pulmonaire. La seconde est caractérisée par la résistance éprouvée par les doigts, percuteur et percuté (percussion digito-digitale), qui permet d'apprécier plus ou moins
le degré d'élasticité du parenchyme pulmonaire sous-jacent.

Les sensations purement tactiles, étant d'une appréciation
extrêmement délicate, nous ne nous y arrêterons pas, car à
la phase de germination, les altérations insignifiantes de
cette sensation passent facilement inaperçues. La sensation
auditive, par contre, se manifeste par un bruit d'un caractère musical, c'est-à-dire, par un son, et partant, doué des

trois qualités qui caractérisent tous les sons en général : l'intensité, la tonalité et le timbre. Si l'appréciation du timbre et de ses modifications est d'une extrême délicatesse, celle de l'intensité et de la tonalité, dont les modifications sont plus faciles à constater, fait qu'elles jouissent d'une certaine valeur dans le diagnostic de la tuberculose pulmonaire.

Je ne m'attarderai pas à décrire les règles qui doivent présider à la technique, si difficile et si délicate, de la percussion, ni à montrer la supériorité de la percussion digito-digitale, sur celle pratiquée avec tous les doigts de la main, dans le cas qui nous occupe ; et encore moins à constater que le son pulmonaire, indépendamment de toute altération des organes intrathoraciques, n'est pas le même dans toutes les régions du thorax, ni chez tous les individus. Ce sont là des faits bien connus et bien étudiés dans tous les livres classiques.

La fin que je me propose est de démontrer que la percussion, bien qu'elle soit un procédé grossier, comme dit Grancher, est susceptible de rendre de grands services dans le diagnostic très précoce, en corroborant les résultats de l'auscultation. Je suis d'accord avec l'opinion généralement admise que, dans la tuberculose vulgaire à forme chronique, la sonorité conserve les caractères normaux pendant toute la période de germination. Ce qui est intéressant, en réalité, c'est de constater à cette même phase le changement (augmentation) de la tonalité indépendamment des modifications de la sonorité. Et ce fait important vient démontrer que le rapport entre S (sonorité) et T (tonalité) n'est pas si constant comme on l'affirme. J'ai observé quelquefois ce phénomène, sans y attacher, cependant, la même valeur que Barbier, qui le considère comme un des signes les plus précoces, non seulement de la tuberculose, mais aussi de toutes les maladies inflammatoires, soit du poumon, soit de la plèvre (1). Je n'ai jamais vu, en effet, ce phénomène isolé, mais toujours accompagné de signes sthétoscopiques, qui peuvent exister, même sans que la percussion manifeste la moindre modification de la tonalité.

Il s'ensuit que, ou bien les résultats de la percussion sont négatifs, alors que l'auscultation révèle déjà de délicates nuances de l'exploration sthétoscopique, ou bien, s'ils sont positifs, qu'ils ne se montrent jamais isolés, mais toujours accompagnés des phénomènes de l'auscultation.

De tous les procédés d'investigation pulmonaire, l'auscultation est donc le seul sur lequel l'on peut compter pour établir le diagnostic très précoce de la tuberculose sinon en absolu du moins dans la majorité des cas.

Du reste, la tuberculose à la période de germination n'est pas le seul état pathologique capable de se manifester exclusivement par les signes physiques de l'auscultation ; il y a aussi les symphises pleurales très fines, les affections inflammatoires des bronches, la granulie, la pneumonie lobulaire limitée à des foyers peu nombreux, qui le sont également.

Ayant ainsi exposé la supériorité de l'auscultation pour le diagnostic très précoce de la bacillose pulmonaire, non seulement sur les autres procédés classiques, mais encore sur ceux de laboratoire, exception faite pour la séro-réaction agglutinante et la tuberculine, il est tout naturel que je donne à ce moyen d'examen pulmonaire tout le développement qu'il mérite.

Auscultation. — L'auscultation a pour objet la recherche des bruits qui se produisent dans la poitrine. Ces bruits peu-

(1) Barbier, *Séméiologie pratique des poumons*, p. 177.

vent avoir lieu pendant les mouvements respiratoires, ou quand le malade parle ou tousse.

Ces derniers étant plus tardifs et leur étude devenant, par cela même, inutile dans le cas qui nous occupe, nous n'étudierons que les premiers :

Les bruits respiratoires peuvent être divisés en deux catégories ou genres : physiologiques et pathologiques. Au premier, appartient le murmure vésiculaire normal; au second le murmure vésiculaire anormal, les bruits de transmission ou souffles, les divers bruits adventices, tels que râles, frottements pleurétiques, etc.

A ces deux groupes on peut ajouter d'autres bruits, sans importance en séméiologie pulmonaire, mais que nous jugeons utile de mentionner, parce que, très souvent, ils ont été cause de confusions et d'erreurs de diagnostic, tels sont, les bruits musculaires thoraciques, ceux produits par le frottement de la barbe, des cheveux, etc.

Tous les bruits respiratoires anormaux ne jouissent pas de la même importance dans le diagnostic très précoce de la tuberculose pulmonaire. Et comme ce diagnostic se base, presque toujours, sur la connaissance des anomalies pathologiques du murmure vésiculaire, si bien étudiées par le professeur Grancher, nous jugeons indispensable de connaître, d'abord, le murmure vésiculaire normal, pour la compréhension de ce qui va suivre.

Murmure vésiculaire. — Le murmure vésiculaire, d'après les traités classiques, est le bruit particulier que l'on entend, quand on ausculte le thorax d'un individu à l'état sain; il est encore connu sous les noms de bruit respiratoire pulmonaire et de bruit vésiculaire.

Dans tous les traités classiques, il est considéré comme

pouvant être dédoublé en deux temps, facilement saisissables par l'oreille, l'un lié à l'inspiration (temps inspiratoire), et l'autre lié à l'expiration (temps expiratoire).

Pour mieux nous en rendre compte, traduisons les données classiques par le schéma suivant :

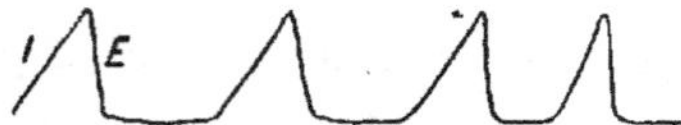

dans lequel I et E représentent respectivement les bruits respiratoires, inspiratoire et expiratoire.

Mais, en étudiant les tracés pneumographiques et, en les comparant au schéma de l'auscultation, on constate, avec surprise, que la succession des deux temps de la respiration n'est pas aussi parfaite comme semble l'indiquer l'auscultation, et que les tracés représentatifs de l'inspiration et de l'expiration sont séparés par une ligne intermédiaire, presque horizontale et oscillante, comme le montre le tracé suivant :

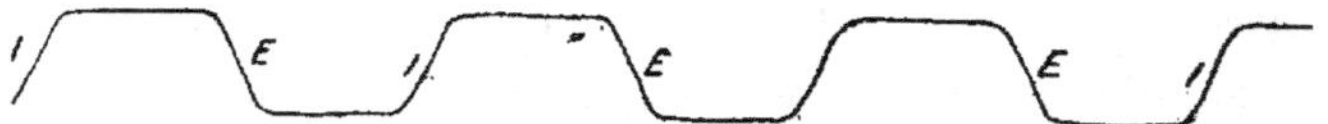

De sorte que le tracé pneumographique révèle l'existence de trois temps : le premier, représenté dans le dessin par la ligne ascendante (temps inspiratoire), et le troisième, par la ligne descendante (temps expiratoire), le deuxième, par la ligne horizontale intermédiaire, et considéré improprement comme un temps de repos.

En établissant la comparaison entre ce tracé et le schéma de l'auscultation, on remarque donc l'absence, dans le dernier, du 2ᵉ temps ou temps intermédiaire ; or, si ce temps existe réellement comme le tracé pneumographique semble

l'indiquer, on devrait conclure que l'oreille est incapable de
le saisir, partant, que, comme organe enregistreur, il est
imparfait.

Mais ne nous empressons pas de tirer cette conclusion,
et, avant d'aller plus loin, cherchons, si possible, la cause de
cette discordance entre les deux tracés, et voyons s'il faut
l'attribuer à l'insuffisance de l'oreille ou à tout autre motif.

En pratiquant l'auscultation, on doit, surtout, s'appliquer
à bien observer la manière de respirer de l'individu que l'on
ausculte. S'il respire mal, c'est-à-dire, précipitamment et
avec force, si ses inspirations sont brèves, convulsives, vio-
lentes et suivies d'expirations incomplètes, ou profondes et
exagérées, s'il respire d'une manière superficielle et incomplète, on doit le prier d'exécuter des mouvements respiratoires égaux et réguliers. Et ce n'est qu'après s'être rendu
compte, en l'examinant pendant quelque temps, qu'il a bien
compris ce que l'on exige de lui, qu'il faut procéder à l'auscultation.

Qu'est-ce que l'on entend alors?

D'abord, le bruit inspiratoire, immédiatement suivi du
bruit expiratoire dont les caractères sont connus et décrits
dans tous les livres de pathologie pulmonaire. Le schéma
de l'auscultation est encore le même, et l'oreille reste toujours impuissante à surprendre le temps intermédiaire.

Cependant, ne concluons pas encore, et recommençons
l'auscultation, mais, cette fois-ci, en priant le malade de
faire des inspirations lentes et profondes, en exagérant
même un peu la respiration normale, sans altérer, toutefois,
la régularité des mouvements respiratoires.

Alors, chose surprenante, entre le bruit inspiratoire et
l'expiratoire, et comme séparé d'eux, par deux petites pauses,
on entend un bruit plus doux, plus caressant à l'oreille :

c'est le murmure vésiculaire proprement dit, que je représenterai par Mv.

Donc, pour saisir Mv, et pour pouvoir analyser leurs caractères, ainsi que ceux des autres bruits, il ne suffit pas d'avoir l'oreille musicale, il faut encore faire l'éducation de l'individu que l'on ausculte. Et comment? En suivant les conseils du prof. Grancher (1).

Ainsi, à la rigueur, on doit admettre l'existence de trois bruits respiratoires au lieu de deux, l'inspiration et l'expiration, indiqués dans les traités classiques..

Le schéma classique de l'auscultation:

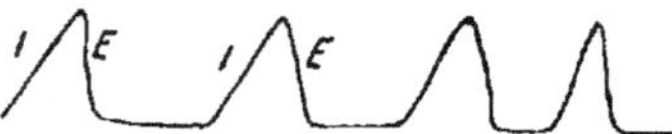

deviendra donc:

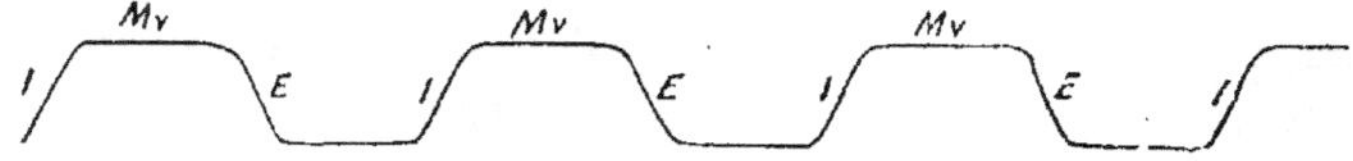

en harmonie avec les tracés pneumographiques.

A l'état physiologique, le 2e temps, ou temps intermédiaire, n'est donc pas un temps de repos, comme l'affirme Barbier, car il est rempli par le murmure vésiculaire, et la respiration est continue, ou plutôt, complète. A l'état pathologique, Mv peut disparaître, et alors la respiration deviendra discontinue, ou incomplète.

L'ensemble de ces trois bruits constitue le bruit respiratoire; bonne désignation, car chacun d'eux est dû aux mouvements de la respiration et provoqué par le courant d'air qui pénètre dans le poumon.

(1) Grancher, *Maladies des organes respiratoires*, p. 60.

L'expression de *bruit* ou *murmure vésiculaire*, fréquemment employée comme synonyme de *bruit respiratoire*, n'est donc pas exacte, et, à la rigueur, ne pourrait être admise que si, effectivement, les trois bruits respiratoires avaient lieu dans les alvéoles ou vésicules pulmonaires, comme la dite expression paraît l'indiquer. Or, justement, cela semble ne pas avoir lieu ainsi.

Toujours est-il que le mécanisme des bruits respiratoires, qu'ils soient dus au frottement du courant d'air contre les parois des bronches, ou contre les alvéoles, comme le pensait Laënnec, ou bien à la formation de tourbillons d'air, comme l'admet Eicharot, est d'une importance secondaire.

La diversité de leur origine, cependant, semble hors de doute : Ainsi, les bruits inspiratoire et expiratoire prendraient leur au niveau des bronches, tandis que le murmure vésiculaire prendrait naissance au niveau des vésicules pulmonaires.

Les faits semblent confirmer cette dernière manière de voir.

Supposons, en effet, une induration légère et limitée du poumon (infiltration tuberculeuse, pneumonique ou autre). L'auscultation au niveau de ce petit foyer permettra de constater l'existence des bruits I et E, légèrement soufflants ; Mv. n'existera plus, et le schéma de l'auscultation deviendra :

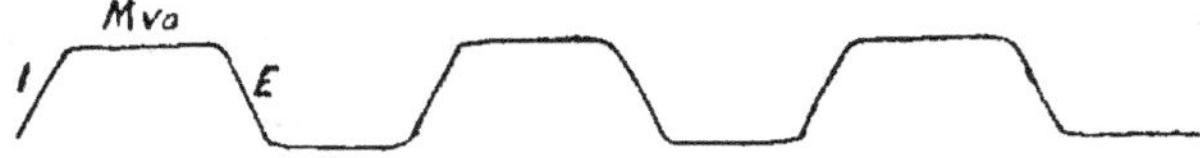

indiquant que I et E sont séparés par un véritable temps de silence ou de repos. La respiration est donc discontinue ou incomplète.

Si le foyer d'hépatisation acquiert de plus grandes proportions, les conditions de transmissibilité s'amélioreront, et alors I et E deviendront de véritables souffles.

Encore un fait important :

Certains bruits adventices, tels que les râles, secs et humides, les râles sibilants de la bronchite, les râles sous-crépitants, ne sont perceptibles que pendant le 1er et le 3e temps, tandis que les râles crépitants ou vésiculaires ne peuvent être perçus qu'au 2e.

Pour toutes les raisons que je viens d'indiquer, il me semble pouvoir conclure que les bruits I et E, qui prennent naissance au niveau des bronches, sont des bruits bronchiques ; tandis que le 2e, qui prend naissance au niveau des vésicules pulmonaires, est le murmure vésiculaire proprement dit.

La séparation du bruit vésiculaire des autres bruits respiratoires (I et E), progrès dû, sans doute, aux travaux d'Arthaud, est venu éclaircir de beaucoup le phénomène de la rudesse en particulier et de sa valeur séméiologique, comme j'aurai l'occasion de le démontrer.

Arrivé au terme de ces réflexions, je tiens, avant d'aller plus loin, à appuyer, encore une fois, sur le fait que le bruit respiratoire normal (R.), loin d'être constitué à peine par deux temps, comme c'est généralement admis, se compose en réalité de trois temps, c'est-à-dire, du bruit inspiratoire (I), du murmure vésiculaire (Mv.) et du bruit expiratoire (E.).

Cette manière d'envisager la division de la respiration en trois temps ayant une grande importance clinique pour le but que je désire atteindre, je me permets d'insister. Elle me semble, en effet, faciliter et donner plus de garantie à l'auscultation.

Aucun traité classique n'en parle, cependant, il apparaît évident que ce 2e temps, considéré, bien à tort, comme un simple temps de repos, apporte à la séméiologie des éléments nouveaux et d'une grande valeur pour le diagnostic très précoce de la bacillose pulmonaire.

Je voudrais tenter une description de cette partie du bruit respiratoire, mais la crainte, en m'attaquant à un sujet si délicat, de n'obtenir qu'un résultat imparfait me fait hésiter. Que ceux qui veulent le connaître se donnent la peine d'ausculter des individus à l'état sain, en ayant soin de pratiquer des auscultations minutieuses et analytiques, selon la méthode indiquée plus haut.

Comme il a été dit, c'est l'auscultation qui fournit les signes physiques qui mieux indiquent le développement des tubercules dans le poumon.

Ces signes peuvent être classés en trois groupes :

1° Modifications du bruit respiratoire normal;

2° Bruits adventices;

3° Bruits de transmission.

L'importance des signes des deux derniers groupes est nulle pour le diagnostic très précoce; ce sont, comme dit Barbier, des manifestations acoustiques de grosses lésions pulmonaires, ou de sécrétions bronchiques accidentelles, et par cela même incapables de résoudre un problème si délicat, dont la solution doit être rapide et précise, autant que possible.

En effet, il y a une phase plus ou moins longue, où le diagnostic n'est possible que par l'appréciation des délicates nuances de l'exploration sthétoscopique, qui apparaissent avant même que la percussion et la palpation aient révélé la submatité, prélude de la matité, ou augmentation des vibrations vocales, et avant que le poumon ait manifesté son intolérance, soit par la toux, soit par les hémoptisies.

Ces nuances délicates mais réelles ne sont que les modifications pathologiques des bruits respiratoires normaux, qui ont été si bien étudiées à propos de l'inspiration et de l'expiration, et désignées par M. Grancher sous la dénomination de respirations anormales. C'est sur la connaissance de ces anomalies qu'on s'est basé, jusqu'à présent, pour faire le diagnostic très précoce de la tuberculose pulmonaire.

Le cadre de ce modeste travail serait débordé, si j'entreprenais d'y décrire ces respirations anormales et d'y dire l'importance que l'on y attache; outre que cette récapitulation serait superflue, elle m'attarderait sur la route que je me suis tracée vers l'étude des anomalies du murmure vésiculaire Mv, où non seulement je tâcherai, à l'aide de quelques données, de tirer l'auscultation de l'abandon auquel elle a été vouée, malgré tous les efforts de M. Grancher, mais aussi de résoudre le problème du diagnostic très précoce de la tuberculose pulmonaire, qui ne cesse d'attirer l'attention des médecins.

Tout comme l'*inspiration* et l'*expiration*, le *murmure vésiculaire* est un bruit sonore, dans lequel il est possible de reconnaître un certain nombre de propriétés physiques fondamentales, telles que l'intensité, la tonalité, le timbre et le rythme, susceptibles de modifications, soit sous l'influence de causes pathologiques, soit sous l'influence de causes uniquement et purement physiologiques. D'où sa division en modifications physiologiques et en modifications pathologiques.

Or, pour bien les apprécier, il faut, avant tout, bien connaître les caractères du murmure vésiculaire normal, ce à quoi l'on parvient au moyen d'une auscultation fine et analytique.

A l'instar des anomalies des autres bruits respiratoires,

celles du murmure vésiculaire peuvent se présenter isolément ou simultanément, dans n'importe laquelle des propriétés physiques énumérées plus haut : ainsi, par exemple, les anomalies d'intensité peuvent se présenter seules, ou simultanément avec celles du timbre, réalisant, de la sorte, le *murmure vésiculaire fort*, ou le *murmure vésiculaire faible* et *rude*.

Comme pour l'inspiration et pour l'expiration, les anomalies de Mv n'ont pas toutes une égale valeur pour le diagnostic très précoce.

Intensité ou force. — L'intensité est une qualité directement subordonnée à la force des mouvements respiratoires et de certaines conditions de transmission du bruit respiratoire à l'oreille ; partant, elle peut être modifiée, soit à l'état pathologique, soit à l'état physiologique, indépendamment de toute altération du parenchyme pulmonaire.

Les anomalies de l'intensité sont de trois ordres : *forte*, *faible* et *nulle*.

La *respiration forte* étant la respiration normale exagérée, le poumon, ou les parties du poumon qui lui donnent naissance doivent être normales aussi ; car si elles respiraient d'une manière active, ce serait pour suppléer d'autres parties dont les fonctions auraient été supprimées ou gravement compromises et alors la *respiration forte*, c'est-à-dire Mv+, apparaîtrait comme le symptôme indirect d'une lésion, plus ou moins éloignée. De là le nom de *respiration supplémentaire*, sous lequel elle est également connue.

Or, à la période de germination, les lésions tuberculeuses sont tellement minimes et discrètes qu'elles ne pourraient que difficilement compromettre et encore moins supprimer la fonction du sommet du poumon de manière à provoquer la respiration forte supplémentaire.

La *respiration faible* est l'anomalie inverse de la précédente.

Pour le cas qui nous concerne, elle n'a d'importance que quand elle est limitée exclusivement aux sommets des poumons. A la période ou phase de germination, quand même les tubercules auraient pu porter atteinte à l'intégrité fonctionnelle d'un ou de plusieurs lobules, la diminution de la fonction serait compensée par les parties voisines, ce qui empêcherait le phénomène de devenir appréciable. Donc, cette respiration qui, d'après Grancher, « pose un problème, bien qu'elle ne le résolve pas », est d'une valeur minime, ce que confirme l'observation clinique, en nous la montrant précédée, pendant un temps, plus ou moins long, d'autres signes sthétoscopiques, et coïncidant, presque toujours, avec un certain degré de sous-matité et une légère augmentation des vibrations vocales.

La *respiration faible* est donc un bon signe de tuberculose, non pas à la période de germination, mais pendant celle de conglomération, ce qui est bien différent.

Rythme. — Comme l'intensité, le rythme est aussi une qualité intrinsèque. Leurs anomalies de continuité et de durée ne peuvent avoir une valeur séméiologique absolue au point de vue du diagnostic très précoce de la bacillose pulmonaire.

Dans l'anomalie de continuité, le murmure vésiculaire, au lieu d'être continu, sans interruption, devient irrégulier, coupé par des petits silences et comme divisé en deux temps : c'est le murmure vésiculaire saccadé, anomalie qui

a été étudiée et décrite pour la première fois par Raciborsky,
dans l'Inspiration et l'Expiration.

Je dirai du *murmure vésiculaire saccadé* ce que j'ai dit,
en parlant de cette même anomalie, pour les autres temps
de la respiration, à savoir : que le murmure vésiculaire
saccadé est un phénomène si banal et si fréquent qu'il est
indispensable qu'il soit accompagné d'autres anomalies (de
timbre, de tonalité ou d'intensité) pour avoir une certaine
valeur séméiologique ; et c'est également ce qui arrive pour
l'expiration saccadée, bien que Peter la considère comme le
signe le plus précoce et le plus certain de la tuberculose pulmonaire.

Pour ce qui concerne les anomalies de durée, nous conti-
nuerons à attacher toute l'importance à l'expiration prolongée, attendu que ces anomalies sont d'une difficile constatation dans le murmure vésiculaire.

Malheureusement, pour notre cas, l'expiration prolongée
est un phénomène tardif de la phase de conglomération, bien
que Barth et Roger affirment « qu'elle paraît assez fréquemment avant tout autre signe sthétoscopique ».

Tonalité et Timbre. — La tonalité et le timbre sont deux
qualités excellentes ; premièrement par ce qu'elles sont purement intrinsèques, c'est-à-dire, indépendantes de la respiration proprement dite ; deuxièmement parce qu'elles sont
d'une délicatesse extrême, se modifiant facilement sous
l'influence de minimes altérations du parenchyme pulmonaire.

Leurs anomalies doivent être, donc, d'une grande valeur
dans le diagnostic très précoce de la tuberculose pulmonaire.
Mais de ces deux espèces d'anomalies, celles du timbre
occupent la première place ; ce fait est admis par tous.

Ceci ne veut pas dire que les anomalies de la tonalité soient à dédaigner, comme le pensent plusieurs auteurs, entre autres Barth et Roger ; la raison en est tout autre : c'est qu'elles sont d'une constatation bien plus difficile.

De tout ce que je viens de dire, il résulte que les anomalies du timbre sont les seules qui, dans la majorité des cas, peuvent nous conduire au diagnostic de la tuberculose dans sa phase de germination.

C'est donc, avec raison, que, aujourd'hui, à l'instar de Grancher, l'attention des auteurs se porte, particulièrement, sur la rudesse respiratoire, car d'elle on peut conclure à l'existence d'une lésion du parenchyme pulmonaire, et de son siège constant et persistant aux sommets, à la tuberculisation.

Mais l'expression : *rudesse respiratoire,* si couramment employée dans les traités classiques, est vague ; et, pour juger de sa valeur séméiologique, au point de vue spécial qui nous occupe, une analyse détaillée devient nécessaire.

En effet, la rudesse est une anomalie qui peut exister isolément dans chacun des trois temps de la respiration, d'où la *rudesse inspiratoire,* celle du *murmure vésiculaire* et l'expiratoire ; ou bien simultanément dans les trois temps, d'où la *rudesse respiratoire totale.*

Or, si la valeur séméiologique de toutes ces espèces de rudesse était la même pour le diagnostic très précoce de la tuberculose pulmonaire, l'expression : *rudesse respiratoire* serait admissible, tandis que les divisions ci-dessus indiquées deviendraient superflues, car elles compliqueraient inutilement un sujet, déjà si difficile et si délicat par sa nature. Mais, dans la pratique, les choses ne se passent pas réellement ainsi.

Je suis pleinement d'accord avec la majorité des auteurs

qui considèrent la rudesse expiratoire comme un des phénomènes relativement tardifs, propre à la phase de conglomération. C'est ce qui arrive en général pour toutes les autres
anomalies de ce temps respiratoire. Et Grancher, lui-même,
a si peu de confiance dans ces anomalies que, quand il en
parle, dans son excellente méthode d'auscultation, il nous
dit : « Il faut écouter séparément l'Inspiration d'abord en la
comparant seule, à celle du point symétrique opposé, puis,
si besoin en est, l'Expiration.

S'il en est ainsi, la rudesse respiratoire totale, que je représente par le schéma :

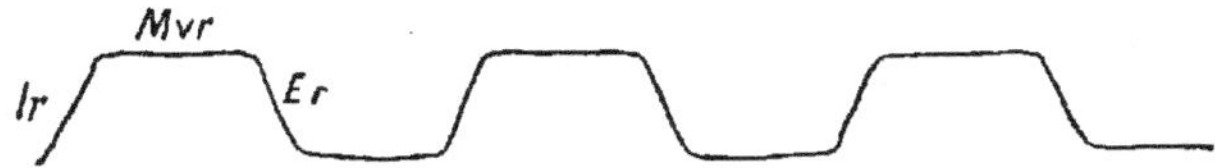

cesse d'être un signe précoce, pour devenir un signe tardif
de la conglomération.

Et, en effet, on retrouve Mv dans le schéma indiqué ci-
dessus, mais, au fur et à mesure que les lésions progressent,
il diminue d'intensité, tout en conservant sa rudesse, jusqu'à
disparaître complètement.

La respiration devient discontinue et le schéma se transforme ainsi :

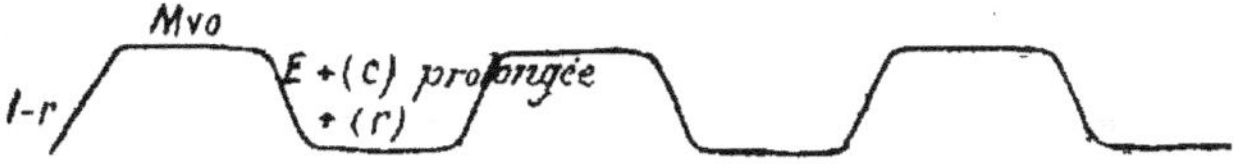

avec : expiration forte, rude et prolongée, et inspiration faible et rude.

Il ne nous reste donc que les rudesses inspiratoires et du
murmure vésiculaire, dont la valeur séméiologique est bien
plus précieuse pour le diagnostic très précoce de la tuberculose pulmonaire.

Dans tous les livres classiques, la rudesse inspiratoire est considérée comme l'anomalie la plus importante, comme celle qui doit être étudiée avec un soin tout particulier, et Grancher attache une si grande importance à ces anomalies, partant à la rudesse, que, pour lui, ce n'est que sur cette dernière que l'on doit compter pour faire le diagnostic très précoce de la tuberculose pulmonaire.

Au début de mes recherches sur l'auscultation, lorsque je n'admettais encore que deux temps pour la respiration, j'attachais aussi une grande importance aux anomalies inspiratoires et surtout à la rudesse, ce que je fais encore aujourd'hui du reste; mais, depuis que les travaux d'Arthaud m'ont porté à admettre trois temps dans la respiration, depuis six ans que j'étudie les anomalies de l'Inspiration et du Murmure vésiculaire, au point de vue de leur importance, fréquence et précocité, je dirai, en présence des éléments si concluants, par moi patiemment recueillis, et malgré tout le respect que je professe pour l'autorité de Grancher, que les anomalies de l'Inspiration ne sont pas le signe capital, le premier signe de la Tuberculose pulmonaire, à la période de germination. Je dirai que, bien avant l'apparition de la *rudesse inspiratoire* et, en général, de toutes les anomalies de l'Inspiration, j'ai rencontré la rudesse du *Murmure vésiculaire*, seule, isolée, constituant, pendant un temps plus ou moins long, l'unique phénomène sthétoscopique de tuberculose pulmonaire, et que plusieurs cas de tuberculose pulmonaire incipiente, mentionnés sans phénomènes sthétoscopiques, appartiennent peut-être à cette catégorie.

La rudesse de l'Inspiration peut, sans doute, apparaître ainsi isolée, mais alors, selon moi, plusieurs cas peuvent s'offrir :

La *rudesse inspiratoire*, en effet, peut être : 1° *totale*, c'est-

à-dire qu'elle peut occuper tout le temps de l'inspiration et
nous donner le schéma suivant :

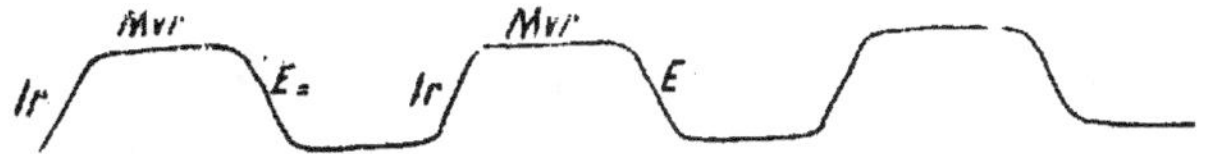

2ᵘ Elle peut être partielle, et, dans ce cas, *partielle finale*,
ou *partielle initiale*, et les schémas seront respectivement :

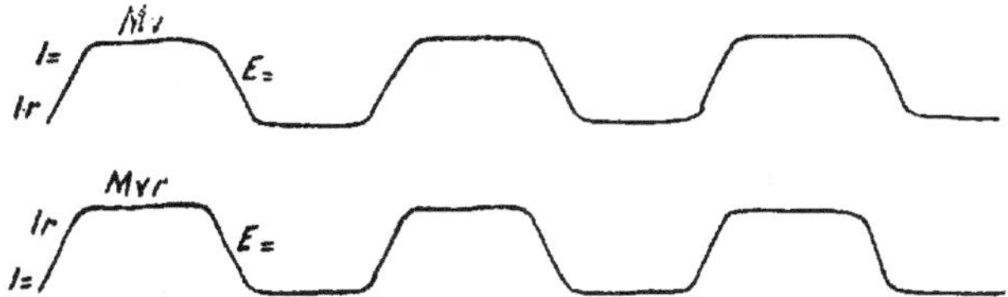

D'après mes observations personnelles, de ces trois espèces de rudesse, l'*initiale* est la seule qui puisse apparaître
isolément; les autres (*totale* et *partielle finale*) sont toujours accompagnées d'anomalies du murmure vésiculaire.

Quelle est leur valeur séméiologique, au point de vue qui
nous occupe?

La rudesse inspiratoire *initiale* est un fait d'observation
bien vulgaire dans les bronchites, quand l'inflammation ne
se propage pas jusqu'aux plus fines ramifications; les rudesses *totale* et partielle *finale* sont d'une grande valeur
séméiologique, sans être, cependant, les premiers signes de
la tuberculose pulmonaire, et toutes les fois qu'il m'a été
donné de les observer, je les ai rencontrées jointes aux
anomalies de Mv.(*fort* et *rude, faible, rude*). Donc, au lieu
de dire, comme Grancher et Faisans, que la rudesse débute
presque toujours par l'inspiration, et n'atteint que plus tard
l'expiration, je dirai que, s'il en est ainsi dans les bronchi-

tes, dans la tuberculose elle commence, presque toujours, par Mv, pour, plus tard, devenir perceptible dans l'inspiration et dans l'expiration. Et cela se conçoit aisément, étant donné que la fréquence de ces différentes variétés de *rudesse respiratoire* dépend, naturellement, du siège des tubercules dans l'appareil broncho-pulmonaire et que ce siège n'est pas exclusif à certaines régions.

Pour une meilleure compréhension, rappelons, en quelques mots, la constitution anatomique du poumon, telle qu'elle est décrite dans les traités d'anatomie.

Le poumon, sous le point de vue de sa constitution anatomique, se compose essentiellement des parties suivantes : 1° des lobules pulmonaires; 2° des canaux bronchiques; 3° des canaux d'hématose; 4° des vaisseaux de nutrition, destinés à nourrir l'organe; 5° des nerfs; 6° du tissu conjonctif du poumon.

Les lobules pulmonaires, véritables poumons en miniature (Testut), sont de petits sacs menbraneux, dont la cavité se remplit d'air pendant l'inspiration et dont les parois, très tenues, servent de substratum aux vaisseaux de l'hématose. De forme et de volume variables, chaque lobule présente un pédicule constitué par une des divisions de bronches; « le lobule est suspendu à la bronche comme une poire à sa tige » (Testut). Le pédicule se continue dans l'intérieur du lobule (bronche-intralobulaire), où il se ramifie dichotomiquement un certain nombre de fois.

Les dernières ramifications prennent le nom de bronches terminales, ou bronchiales, et vont s'ouvrir dans les acini.

Dans ceux-ci, il y a à distinguer *le vestibule*, d'où partent les canaux alvéolaires, qui se dirigent vers les *infundibulums*, ou cavités les plus grandes des acini.

Les parois des canaux alvéolaires sont creusées d'une

série de logettes, en forme de nids d'abeilles, qui sont les alvéoles.

La figure suivante donne la disposition schématique des différentes parties constitutives du poumon :

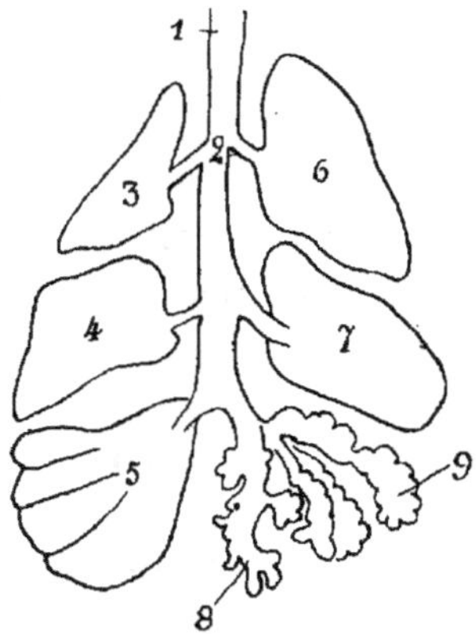

1. Bronche lobulaire;— 2. Bronche intralobulaire ; — 3.4.5 6.7. Segments lobulaires représentés en masse ; — En 5, on voit déjà indiquée la division du segment lobulaire en conduits alvéolaires ; — En 8.9, ces conduits sont isolés et montrent leurs alvéoles. (Ch. Morel et Mathias Duval. *Manuel de l'Anatomiste*, Paris, 1883, p. 986).

Or, les travaux de Rindfleisch, Charcot et Grancher démontrent que les bacilles de Koch n'ont pas la même préférence pour toutes les parties de poumon, mais qu'au contraire ils en ont une bien marquée précisément pour le point où les bronchioles terminales vont aboutir dans le lobule et s'aboucher avec les canaux alvéolaires, au niveau du pédicule de l'acinus : « Le tubercule se développe d'abord dans le vestibule, c'est-à-dire, dans cette petite dilatation de la bronchiale acineuse d'où partent les canaux alvéolaires » (Grancher).

Cette localisation s'expliquerait, d'après Rindfleisch, par

l'existence des éperons des divisions bronchiques, qui empêcheraient les bacilles de descendre des bronches supérieures, en les retenant.

Ce siège n'est pas exclusif, et les germes peuvent aussi se déposer dans les bronches d'un certain calibre, comme dans le fond des alvéoles pulmonaires.

La loi des courants nous apprend que toutes les fois qu'un courant d'air passe d'un endroit plus large à un autre plus étroit, il donne naissance à des tourbillons d'air. Or, si les tubercules se localisent dans les vestibules, des deux choses l'une : ou bien ils oblitèrent complètement la cavité, ou bien ils permettent encore le passage de l'air, mais, alors, en tourbillons. Dans le premier cas, il y aura absence du murmure vésiculaire, et dans le second le murmure deviendra rude.

Ainsi donc, par une action directe, les tubercules diminuent le calibre des vestibules, et, par une action indirecte, celui des canaux alvéolaires et des alvéoles, en y provoquant la congestion. Et c'est, probablement, à ce resserrement des vestibules, des canaux alvéolaires et des alvéoles, que doit être attribuée la rudesse de Mv. — Or, comme les bronchioles sont en connexion intime avec ces différentes parties, le processus congestif peut se propager jusqu'à eux, et, alors, à la rudesse de Mv, nous aurons à ajouter la la *rudesse inspiratoire finale*.

Ainsi s'explique que les tubercules puissent déterminer des modifications du murmure vésiculaire, sans que I et E subissent des altérations. Donc, l'intégrité absolue du lobule et une certaine vitesse du courant aérien sont les conditions fondamentales du murmure vésiculaire normal.

*
* *

D'après l'exposition, que nous venons de faire, des divers
signes physiques qui permettent de diagnostiquer la tuberculose pulmonaire, pourrons-nous conclure qu'ils appartiennent exclusivement à la tuberculose? Non. Dans ces
modifications des qualités physiques des bruits respiratoires,
il n'y a rien qui soit caractéristique ou propre du tubercule,
Elles peuvent dépendre soit de la présence des tubercules,
soit de n'importe quelle autre lésion broncho-alvéolaire.
Ainsi, les affections inflammatoires des bronches, l'état congestif du poumon (congestions aiguës ou chroniques, actives
ou passives, primitives ou secondaires), la pneumonie, la
broncho-pneumonie, l'emphysème, peuvent produire des
altérations des bruits respiratoires indépendamment de tout
processus tuberculeux. Dans la bronchite, par exemple,
l'inflammation catarrhale de la muqueuse bronchique peut
être limitée aux grosses et moyennes bronches, ou envahir
les dernières ramifications, celles qui sont en connexion
immédiate avec les canalicules et les alvéoles pulmonaires.
Comme la lésion fondamentale de la bronchite est la fluxion
(Jaccoud), cette turgescence peut, dans la première période
de la bronchite, c'est-à-dire, indépendamment de toute
sécrétion, produire des sténoses ou obstructions, capables
de provoquer des modifications des bruits respiratoires.

Si l'inflammation ne dépasse pas les grosses et moyennes
bronches, le resserrement produit par la tuméfaction ne
retentira nullement sur les caractères physiques des bruits,
et le schéma de l'auscultation sera normal :

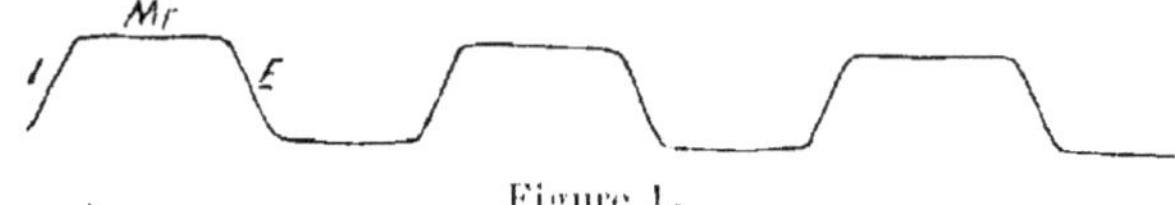

Figure 1.

Mais si l'inflammation se propage aux dernières ramifications bronchiques, la fluxion produira le resserrement ou l'obstruction des bronchioles.

Dans le premier cas, la rudesse inspiratoire sera totale ; mais par suite des rapports intimes qui unissent les alvéoles aux bronchioles terminales, le murmure vésiculaire subira aussi des modifications. Le schéma deviendra donc :

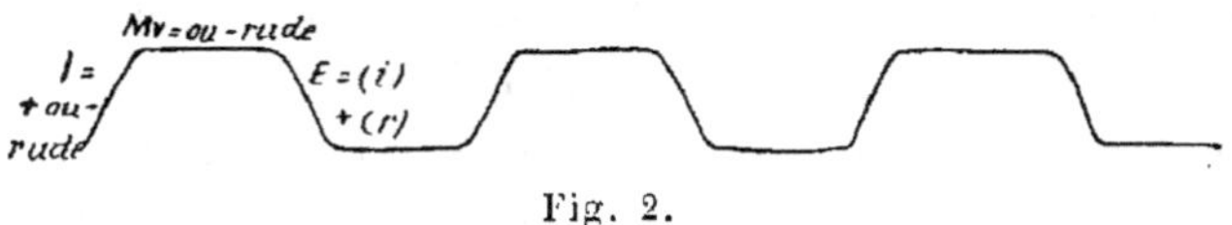

Fig. 2.

Dans le deuxième cas, deux ordres de phénomènes peuvent se présenter :

L'oblitération est absolue, l'entrée et la sortie de l'air dans l'alvéole devient impossible ; l'air préalablement contenu dans les alvéoles afférents aux canaux imperméables, provoque la dilatation mécanique des vésicules. Le schéma sera :

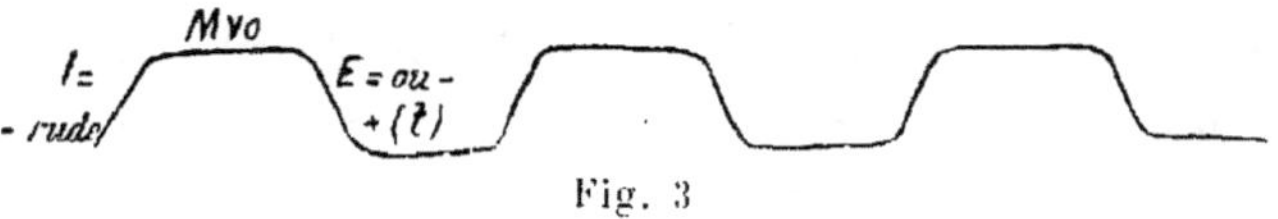

Fig. 3

La respiration deviendra donc discontinue, I et E légèrement soufflantes. Si l'obstruction cesse, le schéma deviendra celui ci-dessus indiqué.

Cette transformation du schéma, en cas d'obstruction, montre bien que, dans la bronchite, les alvéoles ne sont que dilatés et non pas forcés, comme dans l'emphysème.

Un autre résultat possible de l'obstruction, qui est très fréquent chez les enfants (Jaccoud), c'est *l'ateléctasie*, collapsus pulmonaire, ou état fœtal de Legendre et Bailly.

D'après Jaccoud, le phénomène se produit de la manière

suivante : Sous l'influence de fortes expirations ou d'accès de toux, l'air contenu dans les alvéoles pulmonaires s'échappe petit à petit, et, comme il n'est pas renouvelé, arrive un moment où les vésicules, devenues tout à fait vides, s'affaissent. Le schéma deviendra alors égal à celui de la fig. 3, avec S ou O.

Dans l'emphysème intense, les bruits respiratoires peuvent disparaître presque en totalité, car la pression intra-thoracique, très élevée alors, ne laisse pas circuler l'air ; tandis que dans les cas d'emphysème peu intense, les bruits respiratoires, affaiblis ou non, deviennent rudes, l'inspiration est bruyante, humée, le murmure vésiculaire, faible et rude, et l'expiration rude et prolongée.

Les congestions pulmonaires, elles aussi, sont capables de provoquer des modifications des bruits respiratoires. La respiration supplémentaire est, comme on le sait, accompagnée d'un certain degré de congestion révélée par les autopsies (Grancher). Si la congestion augmente et dépasse les limites physiologiques, la respiration, tout en étant forte, devient rude en même temps, et (fait important au point de vue clinique), de cette rudesse l'on peut déduire le degré de la congestion, signe précurseur de l'asphyxie (Grancher).

De tout ce que nous venons de voir, il résulte que les signes physiques que nous avons étudiés ne suffisent pas, par eux-mêmes, à nous fixer sur la cause de ces anomalies, et qu'il faut prendre en considération certaines particularités de siège, de succession, la marche de la maladie, les antécédents héréditaires et personnels du malade, pour pouvoir conclure que les anomalies physiquement constatées sont liées à la présence et à l'évolution des tubercules (Jaccoud) (1).

(1) Jaccoud. *Pathologie interne*, t. II, p. 559, Paris, 1883.

Eichhorst (1) dit à peu près la même chose en parlant du diagnostic physique des maladies de l'appareil respiratoire :

« Les méthodes physiques d'investigation, dit-il, ne peuvent conduire qu'à des conclusions physiques ; elles ne renseignent que sur la constitution physique des organes respiratoires. Les tableaux morbides sont complètement étrangers à ces procédés d'investigation, et il appartient uniquement à l'observation et à l'interprétation cliniques d'adapter convenablement les résultats de l'exploration physique au tableau nosologique. »

Tels sont les faits principaux que les maîtres, vieillis dans une longue pratique de la clinique, enseignent, par la parole et par l'écrit, aux débutants dans l'art si difficile de guérir, à la jeunesse, souvent sourde aux salutaires conseils.

Pour ma part, combien de chagrins ne me serais-je pas épargnés, si, moins injuste envers les méthodes d'examen physique, qu'aujourd'hui je défends avec tant d'ardeur, j'avais écouté ces maîtres ! Combien de grossières erreurs de diagnostic, partant de pronostic et de thérapeutique, n'aurais-je pas évitées !

Le paludisme m'a fourni les meilleurs éléments de cette appréciation, pendant mon séjour en Afrique (1889-1900), où j'ai eu l'occasion d'examiner et de soigner plusieurs cas de cette maladie, très fréquente dans ces inhospitalières contrées, et constituant à elle seule, pour ainsi dire, toute la pathologie africaine.

L'intérêt spécial que j'ai toujours porté aux maladies de l'appareil respiratoire, dès le début de mes études médicales, et l'enseignement si profitable que j'en ai reçu dans les cliniques de mes maîtres, ont fait que cet organe de mes mala-

____

(1) Eichhorst, *Traité de Diagnostic médical*, traduit par Marfan et Léon Bernard, t. II, p. 352, Paris, 1890.

des attirait toujours toute mon attention, et un fait m'impressionnait particulièrement alors, celui de la constatation d'anomalies respiratoires des sommets des poumons et surtout celles de gauche.

Chez ceux dont le paludisme était récent, comme chez les nouveaux arrivés, par exemple, ce qui prédominait surtout, c'était l'anomalie de timbre, sous la forme de rudesse inspiratoire et du murmure vésiculaire. Chez ceux qui étaient atteints de paludisme chronique, comme les indigènes et les individus ayant séjourné 10, 15, ou 20 ans en Afrique, prédominaient alors les anomalies d'intensité, sous la forme de respiration très faible, ou totalement abolie des sommets.

Jeune encore et inexpérimenté, je ne voyais dans le diagnostic médical qu'une de ses parties, c'est-à-dire, les résultats de l'exploration physique, et, en dédaignant alors l'interprétation clinique, j'ai été porté très souvent à diagnostiquer la tuberculose rien que par la constatation de ces anomalies, qui, il est vrai, dans quelques cas s'imposaient, non seulement par leur localisation, bien limitée aux sommets, comme aussi par leur persistance même hors des périodes fébriles. Une chose m'intriguait cependant, c'était de voir que, malgré l'action combinée de tant de causes dépressibles de l'organisme, telles que le climat, les attaques répétées de malaria, l'alcoolisme, l'anémie palustre, le manque d'hygiène enfin, la maladie ne progressait pas chez mes pseudo-tuberculeux ! Je trouvais cela simplement extraordinaire, habitué comme je l'étais à voir, dans la tuberculose pulmonaire abandonnée à elle-même, une maladie à marche presque toujours rapide et fatale, bien que susceptible de périodes de repos plus ou moins longs et très souvent même, se moquant des efforts acharnés pour l'enrayer dans sa marche. Je me demandais alors si la tuberculose africaine serait par hasard bien différente de la tuberculose européenne et plus bénigne que cette dernière ; et, dans ce cas, à quoi attribuer cette bénignité ? A quelque action des toxines paludéennes sur le bacille de Koch, sans doute ? Et je cherchais, en vain, dans tous les traités de pathologie, le prétendu antagonisme entre la malaria et la tuberculose, quand un jour je fus appelé pour voir un jeune homme de 25 ans, de constitution robuste, employé de commerce, récemment arrivé à Inhambane.

Atteint pour la première fois de fièvres paludéennes, ce jeune homme payait, sous de mauvais auspices, son tribut à cette terrible maladie : l'intensité de la fièvre était telle (température élevée, diarrhée, céphalée intense) que, craignant, dans mon inexpérience de la maladie, quelque accident pernicieux, j'ai réclamé la présence d'un de nos collègues, profond connaisseur de la pathologie africaine.

Le malade fut soigneusement examiné, et comme il se plaignait, en même temps, d'une dyspnée intense, l'appareil respiratoire a été l'objet d'un examen spécial. L'auscultation révéla l'existence d'une respiration forte et rude, dans toute l'étendue des poumons et, d'espace en espace, des foyers pulmonaires, se traduisant par une légère sous-matité à la percussion ; une respiration discontinue, avec I faible et rude, E un peu prolongée et légèrement soufflante ; le murmure vésiculaire remplacé par des crépitations très fines, moins sèches que celles de la pneumonie, perceptibles dans les respirations profondes et surtout aux bases.

En harmonie avec le diagnostic fait, on a institué immédiatement le traitement quinique, à haute dose, lequel, attendu la gravité du cas, a été appliqué sous la forme d'injections sous-cutanées. La diarrhée ne fut pas combattue, car nous l'avons jugée favorable comme décongestif du poumon ;

et contre la dyspnée nous nous limitâmes à des applications de cataplasmes sinapisés.

Le lendemain, le malade était apyrétique, la respiration était plus facile et les phénomènes stéthoscopiques de la veille se trouvaient plus atténués, particulièrement aux bases.

Par mesure de prudence on a continué l'usage de la quinine, à la dose de 0, 50 par jour. La fièvre avait complètement disparu, et le troisième jour les phénomènes pulmonaires avaient aussi disparu, presque en totalité, excepté aux sommets ; mais des révulsifs ayant été appliqués sur ces parties, vers le onzième jour la respiration se faisait sans peine dans le sommet droit, tandis que, dans le gauche, la rudesse inspiratoire et celle du murmure vésiculaire persistaient encore, et plus particulièrement dans l'espace infra-claviculaire. Cette rudesse a disparu, enfin, par l'application de pointes de feu, et la respiration revint alors à la normale.

J'ai eu l'occasion d'observer ces mêmes phénomènes chez d'autres malades, ce qui démontre que ces anomalies respiratoires sont des à dues congestions simples du poumon, qui accompagnent très fréquemment les fièvres telluriques.

Souffrant de paludisme chronique, par suite de paludisme aigu que j'ai contracté en Afrique, j'ai eu l'occasion d'observer, chez moi-même, des cas très curieux.

Depuis que j'habite l'Europe, où je suis venu à l'âge de 10 ans, les accès typiques, dont j'étais atteint dans mon pays, et même pendant les premières années de ma résidence en Portugal, se sont complètement modifiés, sous l'influence d'un meilleur climat, sans doute. Ils ont pris la forme larvée, caractérisée par des troubles fonctionnels, en général non fébrils, que Maillat, Dutroulau et Laveran considèrent comme très exceptionnels.

De temps à autre, j'étais tourmenté par des maux de tête

violents, qui simulaient parfaitement la migraine, et par des névralgies sus-orbitaires et intercostales, si fortes que, dans la crainte d'une pneumonie, je suis allé consulter un médecin.

Tous ces troubles apparaissaient d'une manière périodique, duraient quelques jours et disparaissaient enfin, par l'emploi de la quinine à haute dose.

A l'époque où je fréquentais le service du Prof. Potain, à Paris, j'ai eu de ces attaques de paludisme, et très curieuses, car le trouble fonctionnel qui, alors, me tourmentait le plus, la toux, je ne l'avais jamais éprouvé. Tous les soirs, vers dix heures, après avoir bien passé la journée et dîné avec appétit, j'éprouvais un malaise général accompagné de frissons. Puis, une légère contraction fébrile se produisait, après laquelle j'étais assailli par une toux sèche, spasmodique, avec des accès si fréquents et si violents qu'à peine me laissaient-ils un moment de repos, et qui, sans aucune intervention de ma part, cessait, au bout d'une 1/2 heure environ, pour faire place à une transpiration cutanée peu abondante.

La première fois que ce phénomène se manifesta chez moi, je me trouvais en compagnie de quelques amis, que j'ai dû quitter pour ne pas les gêner par mes accès de toux, et comme il se reproduisit pendant cinq soirées de suite, j'ai pris le parti, conseillé par M. Lamy, alors chef de clinique, d'aller consulter le maitre des maitres, Potain, qui après m'avoir ausculté et examiné, avec la perspicacité qui le caractérisait, ayant trouvé que j'avais le foie volumineux et un foyer congestif, au niveau de l'espace infra-claviculaire gauche, me conseilla l'usage de la quinine, des applications de révulsifs au niveau du sommet pulmonaire gauche et du repos.

Vingt jours après, je me sentais déjà bien ; le foie avait sensiblement diminué de volume et du foyer congestif on ne décélait, comme trace, qu'une respiration rude, qui disparut complètement, au bout de quelque temps.

Ce fait démontre combien la malaria, par ses congestions pulmonaires, peut simuler la tuberculose, et quelle en est la difficulté du diagnostic différentiel. N'ai-je pas été déclaré tuberculeux, il y a deux ans, par un de mes collègues de Lisbonne, dont le diagnostic, heureusement, a été formellement démenti, deux jours après, par l'usage de la quinine ?

Dans les bronchites, comme nous avons déjà eu l'occasion de voir, des anomalies respiratoires peuvent se produire, indépendamment de tout processus tuberculeux. Et, fait important, la rudesse peut persister pendant des mois, même pendant une année (comme Grancher l'a montré) constituant un signe révélateur d'une altération permanente du poumon. Il en est de même pour le processus congestif. Les arthritiques, par exemple, sont prédisposés, comme on le sait, aux congestions pulmonaires, si bien étudiées par Le Breton, et qui peuvent se présenter sous les formes aiguë ou chronique.

Les formes aiguës sont les plus intéressantes pour notre cas, car, par leur localisation, de préférence aux sommets, elles peuvent mener facilement au diagnostic de tuberculose. En général, l'hyperémie disparaît lentement et, quinze jours ou trois semaines après l'hémoptisie, le parenchyme pulmonaire réacquiert sa perméabilité, sans qu'il soit possible de déceler la moindre altération de la respiration ; mais, des fois, comme j'ai eu l'occasion de constater, elle peut persister pendant des mois, et alors, le diagnostic de tuberculose, peut être évoqué.

Il résulte de ce que nous venons d'exposer que le fait de l'existence de la rudesse, ou de toute autre anomalie respiratoire, encore que bien localisée et persistante, dans l'un des sommets, n'autorise nullement à faire le diagnostic de la tuberculose. Elle doit, comme le dit si bien Jaccoud, inspirer de justes craintes, car l'expérience a montré que les anomalies respiratoires des sommets pulmonaires dépendent plutôt de la tuberculose que de toute autre altération ; mais, enfin, c'est une présomption dont la confirmation doit être cherchée dans l'ensemble de l'histoire du malade, et, le plus souvent, dans l'observation ultérieure.

Deuxième Phase

Cette phase, nommée aussi *période de conglomération*, est caractérisée anatomiquement par la réunion des tubercules entre eux, d'où l'infiltration du poumon.

C'est dans cette phase qu'il est possible, dans la majorité des cas, de faire le diagnostic de la tuberculose à son début, pour les raisons suivantes, selon moi :

Parce que, d'abord, c'est, alors, la maladie elle-même qui pousse le malade le plus réfractaire à aller consulter un médecin sur l'un quelconque des phénomènes qu'il éprouve pour la première fois, ou qu'il avait déjà éprouvé, mais qui n'était pas encore de nature à attirer sérieusement son attention, ou celle de sa famille. Ensuite, parce que c'est dans cette phase que le diagnostic différentiel entre la tuberculose et les divers états pathologiques (fièvres paludéennes ; fièvres intermittentes symptomatiques des suppurations viscérales ; la chloro-anémie ; la dyspepsie ; les hémoptisies des cardiopathies, des intoxications, des infections à tendance hémorrhagique, etc., etc.) susceptibles de la simuler, est plus facile à faire, grâce à la plus grande netteté des symptômes.

Dans cette phase, comme dans la précédente, nous avons aussi trois ordres de symptômes, *généraux, fonctionnels* et *physiques,* sur lesquels je n'insisterai pas, car ils sont minutieusement décrits dans tous les ouvrages classiques.

Les *symptômes généraux* sont les mêmes de la phase de germination, à cette seule différence que l'amaigrissement et l'anémie deviennent plus prononcés; la fièvre plus intense affecte presque toujours une forme intermittente quotidienne, avec des accès vespéraux ; les sueurs, d'abord localisées à la poitrine, se généralisent.

Ce dernier symptôme a fourni le sujet d'une thèse intéressante à plusieurs titres, et présentée dernièrement à la Faculté de Médecine de Paris, par le Dr Bouic (1). Dans ce travail, l'auteur étudie, avec profondeur et critérium, l'hyperhydrose de la tuberculose pulmonaire, qu'il y considère comme un des symptômes le plus constant et le plus important, qui permet souvent de prévoir la tuberculose et, si elle est à craindre, d'agir en conséquence. Par l'étude de sa pathogénie, Bouic en tire des conclusions entièrement nouvelles et d'une grande importance pratique, dans le traitement de ce symptôme si rebelle, qui cause fréquemment le désespoir du malade et du médecin.

Je ne veux pas m'étendre sur leur description, mais, j'insisterai, cependant, sur les symptômes fonctionnels, parce que leur valeur diagnostique est très grande, et que, presque toujours, ainsi que je l'ai dit plus haut, ce sont eux qui obligent le malade à consulter un médecin, et celui-ci à penser à la tuberculose.

Il est, en effet, curieux de constater, quand on interroge

(1) Victor-Emile Bouic : *De la sécrétion sudorale dans la Tuberculose pulmonaire,* Paris, 1903.

un malade, soit sur son amaigrissement, soit sur sa fièvre, soit sur sa transpiration, qu'il vous répond presque toujours par la négation, quand ces phénomènes sont peu accentués, et, dans le cas contraire, qu'il s'efforce à justifier leur existence, en les expliquant à sa manière. Ainsi, par exemple, une jeune fille répondra : « Oh ! je n'ai jamais été d'un embonpoint excessif ! et sa mère d'ajouter : **Ma fille se nourrit de si peu de chose, que je m'étonne qu'elle ne soit pas plus maigre.** » S'il s'agit d'un pauvre ouvrier, de ceux dont la vie n'est qu'une série ininterrompue de souffrances et de privations de toutes sortes, il répondra : « Oui, je me sens faible, en réalité; mais que voulez-vous? mes ressources sont bien limitées et insuffisantes pour me nourrir convenablement, ainsi que ma famille. » Un autre vous dira, à propos de sa fièvre, qu'il éprouve presque tous les soirs une sensation de froid, suivie d'une sensation de chaleur, mais que c'est de la faiblesse et que tout disparaît dès qu'il prend quelque chose.

Ces réponses sont dictées par la crainte de se savoir phtisique, par l'effroi de cette torture lente; de cette souffrance physique à laquelle elle vient s'ajouter, de se voir un être dangereux pour la société, pour les siens, de ne pouvoir embrasser sa femme ou son enfant sans remords de conscience. Et le malade, qui sait que la phtisie use l'organisme, qu'elle provoque l'apparition des sueurs et la sensation de chaleur, croit, en niant qu'il éprouve ces phénomènes, dévier l'attention du médecin.

Mais, s'il s'agit de ces points de côté, qui arrachent des cris aux malades et qui émeuvent les cœurs les plus endurcis; de ces toux horribles qui rendent les nuits des tuberculeux un véritable supplice, ou d'une hémoptisie qui inspire la terreur, le malade, alors, au lieu de chercher à justifier

ces symptômes, les décrit minutieusement, le plus souvent
en les exagérant. C'est que, comme dit Peter, « le symptôme
le plus tapageur étant celui qui parle le plus haut, c'est de
lui que se plaint surtout et d'abord le malade... Il souffre,
se plaint de ses souffrances et veut qu'on l'en délivre, la
douleur étant pour lui tout son mal. »

Parmi les symptômes fonctionnels, on doit énumérer plus
spécialement, à cause de sa fréquence, la toux, dont les caractères varient suivant les circonstances : quand elle est
accompagnée de phénomènes bronchiques, elle prend la
forme catarrhale simple, de laquelle elle se distingue cependant, par sa persistance et par la forme quinteuse qu'elle
revêt. Sans les phénomènes bronchiques, elle est sèche, saccadée, convulsive, assez semblable à la toux nerveuse. Si
elle est jointe à l'adénopathie tranchéo-bronchique, elle peut
simuler la coqueluche, tellement bien que Guéneau de Mussy
l'a désignée sous le nom de toux coqueluchoïde, car, ainsi
que la coqueluche, elle est accompagnée de vomissements,
et très souvent de palpitations, mais sans l inspiration longue et sibilante de cette dernière maladie.

La toux de la tuberculose, comme tous les accidents nerveux, en général, pouvant apparaître sous l'influence de
causes multiples, se manifeste plutôt et, aussi à son maximum d'intensité, la nuit.

Il y a des malades, et j'en ai connu, chez lesquels la toux
commence à 5 heures de l'après-midi, continue sans interruption pendant la nuit, et ne cesse, ou, pour mieux dire,
ne diminue d'intensité que vers les 2 ou 3 heures du matin,
heure à laquelle ils peuvent, enfin, se reposer un peu. C'est
en vain que ces malheureux supplient qu'on fasse cesser
leur toux ; hélas! les médecins y sont souvent impuissants,
car elle résiste même aux plus énergiques calmants.

La 2ᵉ phase, est, par excellence, la phase des hémoptisies, dues, sans doute, aux congestions qui accompagnent
l'évolution des tubercules (congestions périphymiques de
Peter).

D'autres fois, la fluxion hémorrhagique se manifeste, non
pas dans le poumon, mais dans un autre point quelconque
de l'appareil respiratoire, comme, par exemple, au niveau
de la muqueuse pituitaire. Et que d'épistaxis, d'origine tuberculeuse, considérées comme banales! J'ai bien présent
à la mémoire le cas d'une jeune fille, chez laquelle les épistaxis, rebelles à tout traitement conseillé en rhinologie, ont
disparu, comme par enchantement, après la révulsion éner-
gique des fosses infra-claviculaires. Cette maladie présente
aujourd'hui des signes bien évidents de tuberculose pulmonaire.

Des douleurs thoraciques, vulgairement appelées points
de côté, ce sont celles des sommets qui jouissent d'une plus
grande valeur diagnostique, surtout dans la tuberculose pulmonaire de la vieillesse, plus fréquente qu'on ne
le pense, et attribuées, le plus souvent, au rhumatisme. Peter (1), qui les a étudiées avec soin, leur consacre des pages
très substantielles dans sa *Clinique médicale*, pages où le
brillant de la phrase s'allie à la clarté des idées et dignes d'ê-
tre consultées comme une primeur dans l'espèce. L'auteur,
après une brève étude séméiologique de la névrite intercostale symptomatique de la tuberculisation et de la névralgie
intercostale de la chloro-anémie, y arrive à cette conclusion,
que la douleur des sommets est un des symptômes, le plus
constant, de la tuberculisation pulmonaire, et par cela même
un de ses signes les plus probants.

Je suis pleinement d'accord avec Peter; et la phrase

____

(1) Peter. *Leçons de clinique médicale*, t. 1.

« fiez-vous y donc », qu'il emploie en parlant de ces points
de côté, m'a déjà servi d'indicatrice précieuse dans la découverte de la tuberculose, là où je m'y attendais le moins.

La dyspnée subjective est, en général, minime dans cette
phrase et en rapport avec le peu d'extension des lésions
pulmonaires ; et elle ne devient manifeste que sous l'influence de la toux, ou de tout autre effort qui oblige le fonctionnement complet du poumon. Mais, à l'aide du pneumo-
graphe, on peut cependant constater l'existence d'anomalies dans les mouvements respiratoires : fréquence, diminution d'amplitude, inégalité du rythme, inspiration courte
suivie d'expiration plus longue (Brouardel, Hirtz, Regnard).

M'étant déjà occupé des signes physiques, dans les pages
précédentes, j'ajouterai seulement, qu'ils sont d'une constatation plus facile et qu'ils varient depuis le commence-
ment jusqu'à la fin de cette phase, d'harmonie avec les progrès de la lésion pulmonaire. Tout à fait au début, c'est-à-
dire quand les tubercules commencent à se réunir, l'air
contenu dans les alvéoles pulmonaires diminue, sans être
expulsé complètement. L'inspection et la palpation ne four-
nissant pas alors des résultats appréciables, les seuls signes
que l'on peut constater sont ceux obtenus par la percussion et par l'auscultation.

La percussion donne, en ce cas, une sonorité élevée, légère sous-matité par suite de l'affaissement du poumon.

C'est ici que devient recommandable l'intéressant procédé de percussion dénommé *D'acylophissimie verticale*.

Ce procédé n'est que la percussion digito-digitale, à cette
seule différence près, que le doigt percuteur au lieu de s'appuyer entièrement sur l'espace intercostal, comme on le
pratique ordinairement, doit être fléchi à l'angle droit, au
niveau de l'articulation phalango-phalangienne, de sorte

que la phalangine et la phalangette forment comme une tige rigide. La pulpe du doigt fléchi s'appuie, alors, sur la poitrine et permet ainsi de percuter la moindre surface du poumon et d'éviter que de petites zones de matité échappent à la percussion. Toutes les fois que je crois qu'une percussion absolue est de rigueur, j'ai plutôt recours à ce procédé si simple, qu'à l'emploi du plessigraphe, recommandé, en pareil cas, par quelques auteurs.

D'après le Dr Garcia (de Vera-Cruz), la priorité de cette découverte revient à son compatriote, déjà décédé, le Dr Garmendia, qui, en 1889, a fait de la Dactyloplessimie verticale l'objet de sa thèse inaugurale, soutenue devant la Faculté de Médecine de Mexico. Mais ce qu'il y a de certain, c'est que Plesch (de Budapest), ignorant, à ce qu'il paraît, les travaux de Garmendia, a préconisé, plus tard, ce même procédé. Donc, en honneur de ces deux illustres cliniciens, la Dactyloplessimie verticale mérite d'être désignée sous le nom de « procédé Garmendia-Plesch » (1).

Il est toujours prudent de corroborer les résultats de la percussion digito-digitale, par la percussion auscultatoire (transsonance plessimétrique de Guéneau de Mussy) qui consiste à percuter doucement la clavicule ou le sternum en appliquant l'oreille contre les fosses sous et sus-épineuses : on entend alors, si le poumon est sain, un bruit métallique et vibrant, tandis que, s'il y a induration, le son est obscur.

L'auscultation révèle une diminution de Mv, avec I et E faibles, ou fortes et rudes ; la rudesse pouvant exister aux deux temps, ou seulement pendant l'expiration.

Le schéma de la 2e phrase à son début sera donc :

(1) Voir : *Semaine médicale*, 1902, p. 139, et 1902, n° 52 (27 décembre).

$$V = \text{ou} + \text{légèrement}$$
$$S - \text{(légère sous-matité)}$$
$$Mv - \begin{cases} I + \text{ou} - \text{rude} \\ E + (i) \\ \quad + (t) \text{ légèrement.} \end{cases}$$

Plus tard, quand l'évolution des tubercules et l'infiltration progressent, le tissu pulmonaire se transforme en une masse plus ou moins compacte, ressemblant, au point de vue de son imperméabilité, au poumon hépatisé ; alors les signes physiques apparaissent au complet et à l'inspection, on peut constater, au niveau du sommet atteint, une dépression ou aplatissement du thorax qui s'accentue davantage dans les périodes ultérieures, et les vibrations vocales augmentées. A la percussion, le son tympanique est remplacé par de la matité à tonalité élevée, tandis que la sensation de résistance devient très appréciable au doigt percuté.

L'auscultation révèle aussi des modifications importantes et en rapport avec l'induration et l'imperméabilité du parenchyme pulmonaire ; le murmure vésiculaire disparaît complètement et la respiration devient discontinue, avec I et E soufflantes et rudes (souffle bronchique), l'expiration prolongée et il se produit, en même temps, un retentissement de la voie ou bronchophonie.

De sorte que le schéma, en ce moment-là, sera le même que celui qui caractérise toute induration pulmonaire, à savoir :

$$V +$$
$$S - \text{ou } 0$$
$$Mvo \begin{cases} I + \\ E + + (i). \\ \quad + + (t) \text{ saccadée.} \end{cases}$$

Mais ce schéma peut être modifié par l'intervention d'un

nouveau facteur, le catharre bronchique, qui accompagne, presque toujours, les lésions tuberculeuses.

Aux phénomènes indiqués, peuvent s'ajouter des signes adventices (râles secs et humides), qui subissent des modifications, eux aussi, au fur et à mesure que la bronchite envahit les bronches d'un plus gros calibre ; et, dans ce cas, le séchma, plus complexe, sera :

$$
\text{Mvo}
\begin{cases}
\text{V} + \\
\text{S} - \text{ou } 0 \\
\text{S} + + \text{ (râles).} \\
\text{E} + + \text{ (i).} \\
\quad \text{râles.} \\
+ + \text{ (t).}
\end{cases}
$$

Il peut y avoir aussi obstruction temporaire des bronches et le schéma sera :

$$
\begin{array}{ll}
\text{So} & \text{Vo} \\
\text{Ro} & - \text{ silence respiratoire.}
\end{array}
$$

Ces schémas peuvent être uni ou bi-latéraux, et, dans ce dernier cas, ils se présentent sous la forme de matité croisée de Gerhardt.

Arrivé à la limite extrème du diagnostic précoce, je m'arrêterai ici, pour ce qui concerne les tuberculoses en évolution, le caractère de cet ouvrage ne me permettant pas de m'allonger davantage.

A la période *initiale*, ou de *diagnostic précoce*, succède, en effet, la *période d'état*, période classique par excellence, déjà connue et admirablement décrite par Arétée, cinquante ans avant l'ère chrétienne. Mais le diagnostic, à cette période, est déjà bien tardif et presque d'aucune utilité ; car le malade n'est plus alors un tuberculeux, mais bien un phtisique confirmé.

DEUXIÈME PARTIE

TUBERCULOSES LATENTES

Je ne me suis occupé, jusqu'ici, que des tuberculoses en activité, qui, comme on a eu l'occasion de le voir, comprennent des modalités cliniques variées et bien intéressantes. J'ai montré, au moins en partie, toute l'importance que peut avoir leur connaissance, car d'elle dépend la facilité du diagnostic précoce, base essentielle de la prophylaxie, du pronostic et du traitement.

Maintenant, et d'accord avec le programme que je me suis tracé, je vais m'occuper d'un autre groupe de tuberculoses, très fréquent et d'un grand intérêt pratique : de la *Tuberculose latente*, et étudier les signes susceptibles de révéler l'influence tuberculeuse, indépendamment de toute manifestation spécifique actuelle, ou, en d'autres mots, étudier la séméiotique de la tuberculose « en puissance », pour me servir d'une expression de Fournier, employée à propos de la syphilis.

Il faut, naturellement, avant tout, définir ce que l'on entend par *tuberculoses latentes*. Par *tuberculoses latentes*, on doit comprendre tous les cas dans lesquels les lésions tuberculeuses ont complété leur évolution, pour aboutir à la sclérose pulmonaire, terme dernier et irréductible de toute inflammation, qu'elle soit franche ou infectieuse (Arthaud).

On sait que la tuberculose est guérissable, et l'éminent

professeur Grancher ajoute même qu'elle est la plus guérissable de toutes les maladies chroniques. Cette vérité est admise par tous et démontrée par des faits cliniques et anatomo-pathologiques. Les preuves anatomo-pathologiques abondent, et ils sont nombreux les cas d'individus morts d'autres maladies, ou d'accidents, chez lesquels l'autopsie a révélé l'existence de cicatrices foncées, avec des indurations sous-jacentes, de rétractions superficielles, si bien décrites par Laënnec et que celui-ci considère comme tout à fait caractéristiques de lésions tuberculeuses cicatrisées.

Voyons, en effet, ce que dit un des hommes les plus illustres de France : Brouardel, professeur de médecine légale : « Il n'y a guère d'autopsies pratiquées sur des individus morts de cause violente et habitant Paris depuis plus de dix années, qui ne montrent pas de lésions tuberculeuses, souvent guéries, soit par transformation crétacée, soit par cicatrisation fibreuse ». Réponse à Knopf sur la question : « Quelle proportion de tuberculoses méconnues et guéries (cicatrisées ou calcifiées) avez-vous constatée dans les autopsies de sujets morts d'autres affections (1) ? »

Arthaud et Pilliet estiment à 50 0/0 les cas de tuberculoses latentes, chez des sujets ayant succombé à d'autres maladies. Ce chiffre est bien éloquent, et c'est le cas de dire que celui qui n'est pas tuberculeux l'a déjà été, ou le deviendra plus tard. Carswell (de Londres) avait donc raison, quand, en 1838, il disait : « L'anatomie pathologique n'a peut-être jamais donné de preuves plus décisives de la guérison d'une maladie, que celles qu'elle a données pour la phtisie pulmonaire (2) ».

Les preuves cliniques nous sont fournies par ces nom-

(1) Knopf, *les Sanatoria*, p. 23.
(2) Carswell (de Londres), *Pathological Anatomy*.

breux cas de guérison obtenus dans les sanatoria et je suis pleinement convaincu qu'il n'y a pas un seul médecin qui n'ait eu l'occasion de constater des faits identiques dans sa pratique journalière, même en dehors de ces établissements.

Cependant ces cas de guérison sont subordonnés au peu d'extension des lésions pulmonaires, à l'état général des malades et au milieu dans lequels ils vivent. Il ne s'agit pas, naturellement, de la régression du tissu pulmonaire à l'état primitif, mais d'une guérison par arrêt du processus tuberculeux avec formation de cicatrices (sclérose).

Mais si, au point de vue anatomo-pathologique, il est permis d'affirmer rigoureusement la guérison radicale de la tuberculose, parce que nous voyons la transformation fibro-crétacée complète du tubercule et que nous constatons l'absence du bacille ainsi que le résultat négatif des inoculations, cliniquement, il est de toute prudence de ne pas le faire, car le tubercule fibreux ou cicatrisé, chez le malade en apparence guéri, peut, d'un moment à l'autre, reprendre sa vigueur, tel le volcan que l'on croit éteint couvre de ses cendres des villes et des villages entiers. Combien d'individus atteints de cette maladie à l'âge de 20 ans ne sont-ils pas morts de phtisie, après une apparente guérison complète et au bout de 20 ou 30 ans seulement ?

Donc, en présence de ces cas, le doute pouvant persister, l'on doit toujours se demander s'il s'agit d'une nouvelle infection venue du dehors ou bien d'une rechute.

Comme en matière de tuberculose il est cliniquement impossible de résoudre ces questions, je n'oserai jamais annoncer la guérison, dans le sens rigoureusement anatomique du mot, et, comme dit Fournier à propos de la syphilis, je dirai de la tuberculose, qu'on l'étouffe sans l'éteindre. Cette manière de voir est avantageuse pour le médecin et encore

plus pour le malade ; c'est pourquoi je préfère à l'expression : « tuberculose guérie », celle, plus modeste et plus en
harmonie avec les faits cliniques, de « tuberculose latente
ou étouffée » ; la guérison économique, en un mot.

***

Dans l'étude des tuberculoses dites latentes, il est de tout
intérêt d'agir comme pour les tuberculoses en évolution,
c'est-à-dire, de diagnostiquer au plus tôt, car, si celles-ci sont
d'autant plus guérissables qu'on les soigne sans retard, il
faut, dans la limite du possible, éviter la réapparition de
celles-là, dont les attaques ultérieures revêtent une plus
grande gravité, comme le démontre l'observation.

D'une manière générale, le poumon affecté de sclérose
d'origine tuberculeuse est un poumon, comme dit Arthaud,
pathologiquement constitué, pouvant porter en lui-même
les éléments de sa destruction, de sa ruine prochaine.

Il est inutile, je pense, d'insister sur un tel sujet, et l'importance de l'étude de la tuberculose latente, étouffée, pour
me servir de l'expression de Fournier, peut se résumer dans
cette vieille formule : « En médecine, prévenir vaut mieux
que guérir. » Efforçons-nous donc d'empêcher que les soins
puissent contracter cette maladie, et n'oublions pas que
ceux qui ont pu en être guéris sont susceptibles de devenir,
par régression, des candidats futurs de la tuberculose franche. C'est une question de prophylaxie, et rien de plus.

Cependant, l'étude des tuberculoses latentes n'a jamais
attiré beaucoup l'attention des pathologistes, soit anciens,
soit modernes, et je pourrais citer plus d'un traité classique
qui n'en fait pas la moindre allusion, voire des livres de
pathologie spéciale, où ce sujet est à peine mentionné. Il en

résulte que la génération actuelle des médecins reste indifférente, pour ne pas dire étrangère à ce problème si intéressant.

Est-il possible de diagnostiquer, d'une manière précoce, ces tuberculoses ? Je crois qu'oui, et quoique les difficultés de ce diagnostic soient grandes, j'ose essayer de l'établir, escomptant d'avance la bienveillance de mes lecteurs.

En somme, puisqu'il est possible, pour la syphilis et pour la lèpre, de faire le diagnostic rétrospectif, en se basant sur les stigmates laissés par l'infection, pourquoi n'en serait-il pas de même pour la tuberculose, qui leur ressemble tant ?

Pour la syphilis, par exemple, en présence d'une paralysie oculaire subite, ou d'un ulcère à la jambe, on établit le diagnostic rétrospectif, en interrogeant le malade sur la possibilité d'une infection antérieure, tout en cherchant les traces laissées par cette maladie, telles que cicatrices commissurales, celles du pharynx, celles de Parrot, etc., qui, par leur localisation spéciale, sont d'une plus grande valeur.

Si le résultat de l'enquête est positif, on doit présumer de la nature syphilitique de la lésion, et le traitement spécifique s'impose alors, en premier lieu.

Mais l'enquête peut être négative, quoique soigneusement faite, tandis que la lésion présentera des caractères si bien définis, avec une localisation tellement spéciale, que l'idée de syphilis ne pourra être écartée, et l'on établira le traitement spécifique avec des résultats positifs. C'est qu'alors il s'agit en réalité d'une de ces syphilis, si bien décrites par Fournier, sous le nom de *syphilis ignorée*.

Ce que je viens de dire pour la syphilis peut, il me semble, s'appliquer, en tous points, à la tuberculose. Quand on se trouve en présence d'individus facilement sujets aux palpitations, se fatiguant au moindre effort, dyspnéiques, anémiques, avant de les prendre pour de simples dyspeptiques, neurasthéniques, ou hystériques, il faut ausculter minutieusement leurs poumons, car, très souvent, on est surpris d'y constater l'existence de scléroses pulmonaires dans les sommets.

Dans l'étude des tuberculoses latentes, il y a à considérer, comme dans la syphilis, deux catégories de cas : 1° les scléroses pulmonaires ont été précédées de manifestations suffisamment apparentes pour attirer l'attention du malade, telles que hémoptisies, fièvre, sueurs, etc., qui peuvent avoir lieu à une époque quelconque de la vie (pendant l'adolescence, par exemple) et que l'intervention rationnelle et précoce d'un traitement approprié fait disparaître, ou qui disparaissent sans l'aide d'aucun moyen thérapeutique. Dans le premier cas le malade se croit guéri, et, dans le second, il reste ignorant de la vraie nature de son mal, jusqu'à une nouvelle poussée d'invasion ; 2° la tuberculose s'installe sourdement, sans provoquer une grande réaction, et se termine par la guérison, sans que le malade ait soupçonné son existence.

Ces cas, d'un diagnostic plus délicat, cela va sans dire, peuvent très bien être comparés aux *syphilis ignorées*.

Donc, le diagnostic rétrospectif de la tuberculose, d'après ce que je viens de dire, se résume, comme celui de la syphilis, dans la recherche des stigmates laissés par l'infection tuberculeuse.

Ces stigmates ou scléroses, étant d'une valeur plus ou moins décisive, suivant la place qu'ils occupent dans le poumon et selon les éléments fournis par l'histoire du malade, le diagnostic rétrospectif de la tuberculose comprend, à notre point de vue, deux parties :

1° Déterminer s'il s'agit d'une sclérose, en présence d'une lésion donnée du poumon ;

2º Constater son existence, déterminer si elle est, ou non,
d'origine tuberculeuse.

Tels sont, en résumé, les deux points dont je vais m'occuper.

*
* *

Pour déterminer si une lésion donnée du poumon est ou
non une sclérose, il faut, avant tout, se rendre bien compte
de ce que c'est qu'une sclérose pulmonaire :

La sclérose pulmonaire est une lésion caractérisée anatomiquement par la formation d'un tissu fibroïde dans le poumon, c'est-à-dire, par la prolifération exagérée du tissu
conjonctif qui entre dans la constitution de celui-ci. Le tissu
conjonctif interlobulaire, interalvéolaire, et celui qui accompagne les vaisseaux, sont le siège de choix de la lésion (Jaccoud).

Etudions maintenant ses caractères anatomiques (1).

Ils diffèrent suivant la période du processus : à la phase
initiale, le tissu est turgescent, congestionné; les éléments
conjonctifs sont infiltrés d'un liquide opalescent, dans lequel
nagent des cellules fusiformes, ou arrondies et nucléoles
(Rokitansk). Au delà de la région hyperémiée, on voit des
tractus d'une substance homogène, d'un rouge pâle, par-
courant les interstices du parenchyme, substance constituée
par du tissu conjonctif de nouvelle formation. Dans les
régions congestionnées, les alvéoles sont vides par suite de
l'épaississement de leurs parois et du développement du
tissu ambiant. Plus tard, la turgescence est remplacée par
de la rigidité, la congestion disparaît, ainsi que les capillai-
res, par suite de la compression ; la prolifération conjonc-

(1) Jaccoud, *Pathologie interne*, II, pag. 508.

tive peut envahir l'intérieur des cavités alvéolaires ; le tissu
pâle, exsangue, d'un blanc cendré, résiste au doigt et à la
coupe.; il est parcouru par des puissants tractus fibreux,
doués de rectractilité cicatricielle. La coloration et la
résistance du tissu sont tout à fait caractéristiques, d'où la
dénomination d'induration grise (Chrastina).

Pour peu qu'elle soit étendue, la sclérose parfaite produit,
par suite de la rétraction, une diminution de volume du
contenu du thorax, ainsi qu'une tendance au vide, toujours
compensée, soit par la dépression partielle de la paroi thoracique, soit par la dilation des bronches, termes derniers
du processus.

De cette étude des caractères anatomiques de la lésion,
il résulte : 1° que la sclérose produit une induration diffuse,
ou limitée du poumon ; 2° que la sclérose est une lésion
régressive.

Les scléroses pulmonaires, primitives, presque toujours
secondaires, peuvent se présenter, comme on vient de le
voir, sous deux formes différentes : diffuses et circonscriptes, enkystantes ou limitantes.

J'adopte cette classification, parce qu'elle me semble la
plus facile et la plus pratique ; celle basée sur le siège primitif de l'irritation, cause de la sclérose, dans tel ou tel point
du poumon (sclérose d'origine bronchique, alvéolaire et
pleurale), me semble, en effet, très schématique et d'un
intérêt clinique minime, car, dans la majorité des cas, il est
impossible de bien préciser la véritable origine de la sclérose.

Les scléroses diffuses, reliquats de phlegmasies sub-aiguës
ou chroniques, des voies respiratoires, sont des lésions
grossières du poumon, de celles qui, tant au point de vue
anatomique qu'au point de vue clinique, ne peuvent échap-

per à l'attention de celui qui les observe ; telles sont les scléroses lobaires pneumoniques, pleuro-pulmonaires et cardiaques. Laissons-les donc de côté, étant donné le peu d'importance qu'elles offrent dans le cas qui nous occupe, car
elles sont, en effet, rarement réalisées par la tuberculose, ou
du moins, je ne les ai jamais vues, et même si la tubércu-
lose les réalisait avec fréquence, mon diagnostic rétrospectif, basé sur elles, ne serait plus précoce et correspondrait
au diagnostic dans la période d'état pour les tuberculoses
en évolution. Je n'aurai en vue, dans la suite, que les scléroses circonscriptes ou limitées, celles qui se développent
autour d'une lésion préexistante (gomme syphilitique, tubercule, kyste hydatique, etc.) et qui sont réalisées très fréquemment par la tuberculose, comme le démontrent les preuves
anatomo-pathologiques.

Ces scléroses, consécutives aux lésions limitées du poumon, jouissent d'un rôle d'agent curatif important, et leur
développement est un cas particulier de cette loi générale
qui nous montre qu'en tout organe les parties atteintes par
une lésion de longue durée s'isolent du tissu normal par
une espèce d'enkystement. Et c'est de cette manière que la
guérison spontanée du tubercule a lieu.

Voyons, maintenant, s'il est possible, cliniquement, de
reconnaître ces lésions et nous aurons résolu la première
partie du diagnostic des *tuberculoses latentes* :

La symptomatologie des scléroses n'a rien de caractéristique, de sorte que le diagnostic, quand il est possible,
doit être fait par exclusion de parties, comme ce qui arrive
pour les autres pneumopathies. Les symptômes généraux et
fonctionnels se résument au syndrôme bien connu de l'insuffisance pulmonaire, il est inutile d'insister davantage.
Disons seulement que la plus ou moins grande intensité

de ce syndrôme dépend naturellement de l'extension et
du siège de la sclérose. C'est ainsi, par exemple, que les
scléroses, petites et localisées aux bases pulmonaires, ne
provoquent aucune réaction de l'organisme et que leur
découverte n'est que l'œuvre du hasard. Mais si elles ne
réalisent pas ces conditions, si, bien que de petite extension,
elles occupent les sommets, elles peuvent se faire accompagner de tout un cortège symptomatique, tellement important qu'il devient presque incroyable que des lésions, si
minimes en apparence, mais profondes en réalité, puissent
provoquer des troubles si variés. Et c'est ainsi que beaucoup de malades, se plaignant de dyspnée, d'effort, de fatigue,
de palpitations, de tachycardie, de pâleur de la face, etc., sont
considérés comme des neurasthéniques, des hystériques ou
dyspeptiques, diagnostic si en vogue, quand on ne sait pas
comment expliquer ces phénomènes, et quelquefois même
on les considère comme des cardiaques, alors qu'ils ne sont,
le plus souvent, que de simples tuberculeux guéris, tout au
moins dans le sens économique du mot.

Pour le diagnostic des scléroses pulmonaires, comme pour
les autres pneumopathies, les symptômes généraux et fonctionnels placent le médecin sur la voie du diagnostic, l'in-
vitent, pour ainsi dire, à explorer minutieusement le poumon pour découvrir la lésion.

Et cette découverte se fait par les procédés cliniques d'investigation pulmonaire, seuls moyens sur lesquels nous
puissions compter pour notre cas ; la radiographie n'y sera
qu'un auxiliaire de bien peu d'importance, car la transparence du poumon n'est modifiée sensiblement que dans la
suppuration active (Arthaud).

Si les moyens physiques sont les seuls sur lesquels nous
puissions compter, il est bon de savoir jusqu'à quel point

ils peuvent être utilisés pour le diagnostic des scléroses
pulmonaires qui, comme n'importe quelle autre lésion du
poumon, n'est accessible au diagnostic physique que quand
elle siège à la surface de l'organe, et, même dans ce cas,
pour que les signes physiques soient constatés au complet,
il est nécessaire que les dimensions, en superficie et en
profondeur, atteignent certaines proportions en extension
(4 à 6 centimètres) et ne dépassent pas, en profondeur,
2 centimètres (Eichhorst).

Quand les dimensions du foyer sclérotique présentent des
chiffres inférieurs à ceux-là, qui, du reste, ne sont pas d'une
exactitude absolue, l'auscultation est le seul moyen de les
reconnaître. On voit donc que ce précieux moyen d'examen : l'auscultation, acquiert, pour les tuberculoses latentes,
une supériorité manifeste sur tous les autres moyens de diagnostic, soit physiques, soit de laboratoire.

Quels sont les signes physiques révélateurs des scléroses ?
Ces signes seront déduits des caractères anatomiques de la
lésion.

En effet, nous avons déjà vu que la sclérose produit une
induration diffuse ou limitée du parenchyme pulmonaire.
S'il en est ainsi, les signes physiques révélateurs seront les
mêmes que ceux qui caractérisent toute lésion aboutissant
à la condamnation du poumon, à savoir : matité ou sous-
matité à la percussion, augmentation des vibrations thoraciques, souffle bronchique plus ou moins intense, bronchophonie, respiration discontinue. Quelquefois on peut trouver une dépression partielle du thorax (le fait est fréquent à
la région infra-claviculaire), ainsi que les signes ordinaires
d'une cavité.

De sorte que le schéma de la sclérose sera :

$$V + So \text{ ou } -$$

$$\text{Mevo} \begin{cases} \text{I} + + \\ \text{E} + + \text{ (i)} \\ + + \text{ (t)} \end{cases}$$

Or ce schéma qui traduit, tout simplement, l'augmentation de la densité pulmonaire, n'a donc rien qui soit caractéristique de la sclérose, et le diagnostic différentiel devrait être fait entre ces lésions et les différents états pathologiques, aiguës ou chroniques, du poumon susceptibles de le réaliser.

Mais, même abstraction faite des cas aigus, sans importance pour nous, le diagnostic différentiel entre les affections chroniques m'obligerait de passer en revue presque toute la pathologie pulmonaire, ce qui me mènerait trop loin et ce que je prétends justement éviter ; d'autant plus que dans des livres spéciaux, parmi lesquels celui de Carrière (1) occupe une place importante, le lecteur rencontrera tous les éléments nécessaires pour établir cette différence.

Cependant, d'après l'étude des caractères anatomiques, nous avons vu aussi que la sclérose était une lésion regressive. Or, si les caractères anatomiques de la lésion varient suivant la marche du processus, le schéma ci-dessus mentionné ne sera donc pas définitif ; et les signes physiques doivent varier aussi en harmonie avec les modifications que subit la lésion avec le temps.

Ces modifications, d'après Arthaud (2), cessent au bout de 10 ans, de sorte que le schéma définitif de la sclérose sera :

$$\text{V} - \text{So}$$

(1) Carrière, *Traité pratique des maladies de l'appareil respiratoire*, 1902.

(2) Arthaud, *Etudes sur la tuberculose*, page 98.

$$\text{Mvo} \left\{ \begin{array}{l} \text{I} \; -- \; -- \\ \text{E} \; -- \; -- \; (\text{i}) \\ \quad + \; + \; (\text{t}) \end{array} \right\} \text{respiration obscure.}$$

Dans ces conditions, la sclérose ne pourra donc être confondue qu'avec l'emphysème, le pneumothorax et les symphises pleurales.

Emphysème pulmonaire. — Les lésions de l'emphysème sont ordinairement diffuses, mais, je n'ai en vue ici que l'emphysème localisé.

Quand il est essentiel, il a des sièges d'élection, qui sont les sommets et les bords antérieurs des poumons, surtout au niveau de la lame cardiaque du poumon gauche.

S'il coïncide avec une autre affection des voies respiratoires (emphysème vicariant ou réticulaire), le siège dépend naturellement de celui de la lésion. Leur pathogénie est la suivante : les alvéoles avoisinant la lésion, pour suppléer ceux dont la fonction a été supprimée, se dilatent au maximum, et deviennent emphysémateux. Dans ce cas, on trouve côte à côte la lésion primitive, qui peut être une sclérose, et l'emphysème, qui lui est attribuable.

Comme pour la sclérose, dans l'emphysème pulmonaire on constate la diminution ou l'absence des vibrations vocales, car le poumon distendu ne les transmet pas bien à la main ; il y a diminution du murmure vésiculaire, qui peut même disparaître complètement, d'où la respiration discontinue, avec inspirations courtes et humées et expirations prolongées. Mais, dans l'emphysème, la sonorité, à la percussion, est exagérée, il y a un tympanisme grave, très semblable au son produit par la percussion d'une boîte en carton (Biermer). Toutefois, quand la tension intrapulmonaire est excessive (cas heureusement fort rare), la sonorité S, au lieu d'être grave et rude, peut s'élever pour devenir mate. Le diagnostic différentiel est alors impossible, s'il n'y a pas de râles de bronchite concomitante, et si la voix, en parlant haut, n'est pas transmise à l'oreille d'une manière étouffée et comme lointaine (Jaccoud).

Pneumothorax. — Comme pour l'emphysème, je n'aurai en vue que le pneumothorax partiel, lequel peut être supérieur ou inférieur (très rare selon Carrière).

Dans le pneumothorax, on rencontre une voussure limitée au niveau de laquelle la sonorité est tympanique, pouvant reproduire le bruit de pot fêlé. Les vibrations vocales sont diminuées comme pour la sclérose, et à l'auscultation on entend un souffle amphorique et des gargouillements.

Symphyses pleurales. — Elles peuvent être viscérales et pariétales.

Le diagnostic entre les scléroses et les symphyses viscérales consécutives à la bronchite, broncho-pneumonie, congestions pulmonaires, etc., est relativement facile, grâce à l'existence de l'excellent symptôme signalé par Grancher : la respiration discordante, avec les vibrations vocales et la sonorité à la percussion normales, et l'exagération des mouvements respiratoires coïncidant avec la diminution de la respiration.

Le diagnostic différentiel entre les scléroses et les symphyses pariétales est aussi, relativement facile, lorsque la symphyse, par sa localisation à la base, donne lieu à une symptomatologie bien caractéristique. La symphyse pleuro-costale est accompagnée, en effet, d'une dépression inspiratoire des dernières côtes, à partir de la 6e, l'espace de Traube devient mat et silencieux, et il n'y a pas de vibrations vocales, phénomènes qui facilitent énormément le diagnostic.

Mais, en dehors de ces cas très particuliers, le diagnostic devient extrêmement difficile, impossible même, d'autant plus que la symphyse pariétale peut être accompagnée de sclérose superficielle du poumon.

En résumé, le diagnostic rétrospectif de la tuberculose consiste, comme pour la syphilis, dans la recherche des stigmates laissés par l'infection, mais avec cette grande différence, que, pour la syphilis, cette recherche est relativement facile, puisque les choses sautent aux yeux, pour ainsi dire, tandis qu'il n'en est plus de même pour la tuberculose pulmonaire, dont l'interprétation des phénomènes thoraciques est toujours très délicate.

A côté de scléroses qui échappent facilement aux moyens d'investigation, on rencontre d'autres lésions dont les véritables natures embarrassent bien les cliniciens.

La sclérose pulmonaire étant constatée, comment reconnaître son origine tuberculeuse ?

Pour la solution de la 2e partie du diagnostic des tuberculoses latentes, je ferai les mêmes considérations que j'ai faites pour les tuberculoses en évolution. Et je dirai que l'un des meilleurs éléments de cette appréciation est fourni, sans doute, par le siège de la sclérose aux sommets pulmonaires, en vertu de ce fait, admis par tous et pas encore expliqué, que la tuberculose commence, presque toujours, par les régions supérieures du poumon. Evidemment, ceci ne suffit pas, et il devient nécessaire d'ajouter à cet élément d'une grande valeur d'autres éléments, d'une non moindre importance, fournis par l'histoire du malade. Cette orientation nous est imposée par la prudence clinique.

Constater la fréquence plus grande des scléroses du sommet dans la tuberculose que dans tout autre état pathologique du poumon, c'est vraiment surprendre et établir un fait juste, dont l'authenticité est admise par tous ; mais de là à généraliser un fait particulier, comme le prétend Arthaud, quand il veut expliquer toutes les scléroses du sommet avec respiration obscure, comme étant de sa nature tuberculeuse, c'est une témérité, selon ma manière de voir.

« Par conséquent il y a lieu d'interpréter actuellement, d'une façon plus exacte qu'on ne le fait d'habitude, la respiration obscure localisée des sommets. Il convient de la considérer comme un symptôme constant et pathognomonique des scléroses d'origine tuberculeuse (1). » D'où cette conclusion, que toute sclérose du sommet avec respiration obscure est, pour Arthaud, une sclérose d'origine tuberculeuse.

Que la tuberculose puisse donner origine à ces scléroses et qu'elle constitue même une des causes les plus actives pour les réaliser ; que la sclérose du sommet, accompagnée ou non de respiration obscure, peu importe, soit une présomption en faveur de la tuberculose, jusque-là, très bien : c'est ce qui résulte de l'observation clinique, et la démonstration de ces faits nous est fournie par la constatation relativement fréquente, de tuberculose ancienne chez des individus atteints de sclérose du sommet, ainsi que par la constatation fréquente de tuberculose postérieure chez des individus porteurs de scléroses du sommet. Mais, par le fait que la tuberculose est la cause la plus commune de la sclérose du sommet, on ne peut pas et l'on ne doit pas la considérer comme la seule et unique cause de ce phénomène. Cela n'est admis, ni cliniquement, ni scientifiquement. La

(1) Arthaud. *Etudes sur la tuberculose*, Paris, 1898, page 99.

sclérose du sommet est une lésion banale,commune et susceptible pourtant de dériver de différentes causes.

Je l'ai observée chez des individus indemnes de tuberculose; et je citerai, parmi quelques cas, celui d'un collègue, mon vieil ami et condisciple, qui présente dans le sommet droit (fosse infra-claviculaire) une belle sclérose avec respiration obscure bien manifeste. Ce collègue, médecin militaire, a toujours joui d'une bonne santé; on ne décèle pas trace de tuberculose dans ses antécédents héréditaires, et, pour ce qui est de ses antécédents personnels, il n'y a à signaler que la syphilis contractée depuis longtemps. Faut-il conclure, comme Arthaud, que ce collègue est atteint de sclérose d'origine tuberculeuse ?

Chez les vieillards et chez les individus atteints de paludisme chronique, les scléroses des sommets sont très fréquentes, comme on le sait.

Mais, dira Arthaud, la tuberculose chez eux a passé inaperçue, comme ce qui arrive, par exemple, pour la syphilis ignorée. Simple hypothèse !

En outre, je ne comprends pas pourquoi et comment attribuer une signification séméiologique à une lésion, quand elle occupe les sommets, et lui refuser toute valeur quand elle affecte d'autres points ; d'autant plus qu'il y a des cas dans lesquels différents points du poumon peuvent présenter de ces scléroses.

Evitons donc de considérer les scléroses des sommets à respiration obscure, comme des signes authentiques de tuberculose ancienne ; ce sont là des assertions téméraires qui finiront par faire commettre de grossières erreurs de diagnostic.

Arthaud, non encore satisfait de ce diagnostic, va plus loin, et ne se limite pas, en présence de la lésion pulmo-

naire, à affirmer l'existence de tuberculose ancienne ; d'après
la sclérose il prétend déterminer, avec une certaine appro-
ximation, depuis quand date l'infection. « Nous avons pris
l'habitude — dit-il — avant d'interroger nos malades, de
pratiquer l'auscultation et de nous exercer à rétablir, par ce
moyen seul, l'histoire de son affection, de spécifier le siège
de ses anciennes poussées, et même, avec un peu d'habileté,
d'en préciser la date, et de chercher, par des procédés que
nous indiquerons plus tard, si elle est ou non héréditaire (1).

C'est, comme on le voit, la doctrine de Magitot (2) appliquée à la tuberculose. Magitot soutenait, en effet, que les
érosions dentaires étaient produites par l'éclampsie, et que,
étant donnée une érosion dentaire, on pouvait, d'après sa
hauteur par rapport à la couronne de la dent, déterminer la
date de l'apparition de l'éclampsie.

Ce sont là des subtilités de diagnostic, très intéressantes,
en réalité, mais qui exigent une certaine habileté de l'obser-
vateur, comme Arthaud lui-même l'avoue. Or, comme tous
les médecins ne la possèdent pas au même degré que lui,
nous dirons, en fait de scléroses pulmonaires, qu'elles sont
anciennes ou récentes, suivant le schéma qu'elles présentent
en harmonie avec les modifications régressives de la lésion.

(1) Arthaud, *op. cit.*, p. 32.
(2) Magitot, *Etudes cliniques sur l'érosion des dents considérée comme
signe rétrospectif de l'éclampsie infantile*. Paris, 1881.

CONCLUSIONS

1º La tuberculose pulmonaire est guérissable, et même, la plus guérissable des maladies chroniques. Et Grancher n'est arrivé à cette conclusion consolatrice qu'en se basant sur le diagnostic précoce de la maladie ;

2º Le diagnostic précoce doit comprendre celui des tuberculoses en activité et celui des tuberculoses dites latentes. Pour le résoudre, l'auscultation, corroborée par la percussion, suffit dans la très grande majorité des cas ;

3º Aux deux temps classiques de la respiration, inspiration et expiration, il faut joindre le murmure vésiculaire. Je crois que cette manière de voir est plus exacte, et que la connaissance du murmure vésiculaire donne, à l'auscultation plus de sûreté, et à la séméiologie pulmonaire, de nouveaux éléments d'une certaine valeur pour le diagnostic précoce de la tuberculose pulmonaire ;

4º Ce diagnostic précoce est une question très importante, mais aussi très difficile et très délicate. Les gouvernements pourraient et devraient même faciliter cette étude en créant, dans les Facultés et dans les écoles de Médecine, des cours spéciaux de pathologie pulmonaire, où les divers moyens de diagnostic seraient enseignés d'une manière sérieuse. De la sorte, on contribuerait à rehausser l'importance de l'auscultation, ce précieux moyen qui permet, non seulement de surprendre le tubercule à sa période initiale, mais aussi de l'accompagner dans toutes les phases de son évolution, en un mot, de faire l'anatomie pathologique, sur un vivant ;

5° La phtisie chronique, ulcéreuse, commune, est une maladie perfide, qui souvent, à son début, passe inaperçue du malade. Il appartient donc aux médecins d'instruire le public sur la symptomatologie, les modalités et la marche clinique de cette maladie.

Il est nécessaire, indispensable même, pour le bon résultat de la lutte contre la tuberculose, que le public connaisse bien les différents moyens d'attaque de cette maladie, pour la combattre à temps.

Ainsi donc, comme dit Knopf, de l'action commune d'un gouvernement sage, de médecins bien instruits et d'un peuple intelligent, nous pouvons envisager l'avenir pleins de confiance, et proclamer, comme l'a fait l'immortel Pasteur, qu' « il est dans le pouvoir de l'homme de faire disparaître la tuberculose du monde ».

FIN

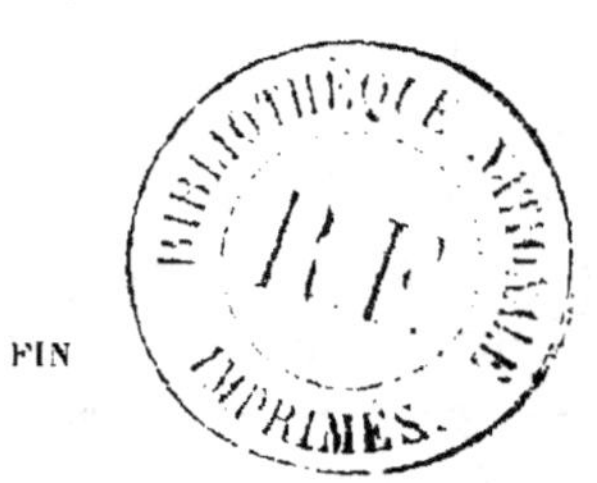

TABLE DES MATIÈRES

Poitiers. — Imprimerie Blais et Roy, 7, rue Victor-Hugo.